essentials

essentials liefern aktuelles Wissen in konzentrierter Form. Die Essenz dessen, worauf es als „State-of-the-Art" in der gegenwärtigen Fachdiskussion oder in der Praxis ankommt.

essentials informieren schnell, unkompliziert und verständlich

- als Einführung in ein aktuelles Thema aus Ihrem Fachgebiet
- als Einstieg in ein für Sie noch unbekanntes Themenfeld
- als Einblick, um zum Thema mitreden zu können

Die Bücher in elektronischer und gedruckter Form bringen das Fachwissen von Springerautor*innen kompakt zur Darstellung. Sie sind besonders für die Nutzung als eBook auf Tablet-PCs, eBook-Readern und Smartphones geeignet. *essentials* sind Wissensbausteine aus den Wirtschafts-, Sozial- und Geisteswissenschaften, aus Technik und Naturwissenschaften sowie aus Medizin, Psychologie und Gesundheitsberufen. Von renommierten Autor*innen aller Springer-Verlagsmarken.

Peter Gloor · Marc Schreiber

KI in der Psychologie – ist der Mensch eine Maschine?

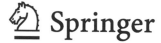

Peter Gloor
Center for Collective Intelligence
MIT
Cambridge MA, MA, USA

Marc Schreiber
IAP Institut für Angewandte Psychologie
ZHAW Zürcher Hochschule für
Angewandte Wissenschaften
Zürich, Schweiz

ISSN 2197-6708   ISSN 2197-6716 (electronic)
essentials
ISBN 978-3-662-66865-8   ISBN 978-3-662-66866-5 (eBook)
https://doi.org/10.1007/978-3-662-66866-5

Die Deutsche Nationalbibliothek verzeichnet diese Publikation in der Deutschen Nationalbibliografie; detaillierte bibliografische Daten sind im Internet über http://dnb.d-nb.de abrufbar.

Planung/Lektorat: Monika Radecki
Springer ist ein Imprint der eingetragenen Gesellschaft Springer-Verlag GmbH, DE und ist ein Teil von Springer Nature.
Die Anschrift der Gesellschaft ist: Heidelberger Platz 3, 14197 Berlin, Germany

Was Sie in diesem *essential* finden können?

- Welche Menschenbilder in der Psychologie unterschieden werden und was die Menschenbilder über den Nutzen von KI-Algorithmen aussagen können.
- Eine Übersicht über wichtige KI-Anwendungen in der Psychologie.
- Eine kritische Diskussion über Nutzen und Gefahren des Einsatzes von KI-Anwendungen in der Psychologie an zwei Beispielanwendungen.
- Einen Ausblick über die zukünftige Rolle der KI-Algorithmen in der Psychologie.

Inhaltsverzeichnis

Einleitung

1

1.1 KI und der Mensch

Der „Künstlichen Intelligenz" (KI) wird schon nur des Wortes „Intelligenz" wegen häufig etwas Menschliches zugesprochen. Dabei wird unter Intelligenz das Bewältigen von komplexen Alltagsfragestellungen unter Einbezug von abstrakten Plänen, Erfahrungslernen sowie der Fähigkeit, die eigene Umwelt zu verstehen und in „den Dingen" einen Sinn zu sehen, verstanden (Gottfredson, 1997). Dieses Verständnis von Intelligenz würden heute die wenigsten einem Algorithmus, Computer oder einer Maschine zuschreiben.

Blickt man jedoch auf die psychologische Intelligenzforschung (z. B. Stern & Neubauer, 2016) sowie die Anwendung von Intelligenztests in den psychologischen Anwendungsfelder, so stellt man fest, dass das Konzept des „Menschen als Maschine" innerhalb der psychologischen Theoriebildung durchaus auf Akzeptanz stößt. Der Intelligenzbegriff, ursprünglich auf praktische Fragestellungen aus dem Leben ausgerichtet, wird innerhalb der Psychologie meist auf die kognitive Fähigkeit der Informationsverarbeitung in den Bereichen Sprache (verbale Intelligenz), Zahlen (numerische Intelligenz), räumliches Vorstellungsvermögen (figural-räumliche Intelligenz) sowie die Merkfähigkeit reduziert. Dem Vorbild der Naturwissenschaften folgend, wird der Fokus auf eine eineindeutige Definition sowie deren quantitative Operationalisierung gelegt. So wird der Mensch mit jedem Intelligenztest anhand von Kriterien „gemessen", die in analoger Form auch beim Kauf eines Computers ausschlaggebend sind, nämlich die Größe der Festplatte sowie die Geschwindigkeit des Arbeitsspeichers.

Diese Praxis geht damit einher, dass Intelligenz im allgemeinen Sprachgebrauch als analytische Intelligenz, die mit Intelligenztests gemessen werden kann, verstanden wird. Das gilt insbesondere für Gesellschaften des globalen Nordens,

P. Gloor und M. Schreiber, *KI in der Psychologie – ist der Mensch eine Maschine?*, essentials, https://doi.org/10.1007/978-3-662-66866-5_1

in denen die auf Objektivität und Logik abzielende analytische Intelligenz in den Vordergrund gestellt wird. Diese Gesellschaften orientieren sich am meritokratischen Prinzip, wonach (analytisch) „intelligente" Menschen es verdienen, erfolgreich zu sein und auch viel Geld zu erhalten. In Gesellschaften des globalen Südens, wie Indien oder Afrika, ist das oft weniger der Fall. Dort gelten Eigenschaften wie das Zuhören sowie eine ganzheitliche Sichtweise einnehmen können, soziale Beziehungen, Dienst an der Gemeinschaft und soziale Verantwortung oder die Selbstwahrnehmung als intelligent (Maltby et al., 2011). Diese Eigenschaften, insbesondere wenn es um eine ganzheitliche Sichtweise, die Selbstwahrnehmung sowie zwischenmenschliche Beziehungen geht, sind der analytischen Intelligenz nicht vollständig zugänglich. Sie bedürfen der weniger gut „fassbaren", aber deshalb nicht minder wichtigen menschlichen Intuition. Auch wenn die intuitive Intelligenz über weite Strecken unbewusst abläuft, ist sie für das menschliche Erleben und Handeln von zentraler Bedeutung. Menschlicher „Intellekt" umfasst sowohl die analytische als auch die intuitive Intelligenz.

> Bei der KI handelt es sich nicht um etwas Menschliches, sondern um Algorithmen, die von Menschen entwickelt werden. Algorithmen können vorhandene Daten strukturieren und verarbeiten. In diesem Buch sprechen wir von „Algorithmen der KI" oder von „KI-Algorithmen". Damit möchten wir zum Ausdruck bringen, dass es sich bei der KI um Algorithmen handelt, die zur Anwendung gelangen und *nicht* um eine menschliche Intelligenz, die von sich aus handelt oder sich gar selbst Ziele setzt.

Unser beruflicher und privater Alltag wird zunehmend von Algorithmen der KI durchdrungen: Die Streaming-Provider schlagen uns Filme oder Musik vor, die wir mögen (sollten), Übersetzungsprogramme unterstützen uns beim Verfassen von Texten in einer fremden Sprache oder wir vertrauen auf die individualisierten Suchergebnisse unserer Suchmaschine. Vielleicht unterhalten wir uns mit einem Sprachassistenten, der uns ein Hotel bucht oder eine Pizza liefern lässt oder wir überlassen unserem Fahrzeug das Einparken oder das Erkennen von Gefahrensituationen im Straßenverkehr. Neuerdings können Algorithmen der KI ein beliebiges Bild auf der Basis einer Textbeschreibung, mit der Inhalt und Stil des Bildes bestimmt werden kann, generieren. In Anlehnung an Salvador Dalí wurde diesem Algorithmus der Name „DALL·E 2" gegeben.[1] Ebenfalls ganz aktuell und von derselben Unternehmung herausgegeben ist der Algorithmus

---

[1] https://openai.com/dall-e-2/ (Stand: 20.12.2022).

„ChatGPT" zu nennen. Er simuliert Kommunikationssituationen und greift dabei auf den gesamten Inhalt des Internets von den Anfängen bis zu 2021 zurück.[2]

Die zunehmende Durchdringung unserer Lebenswelten durch Computer und Algorithmen vollzieht sich teilweise sehr medienwirksam, wie im Falle des Go-Spiels zwischen dem Computer AlphaGo und dem weltbesten Go-Spieler Lee Sedol.[3] Dieser hat sich nach der Niederlage gegen den Computer vom Go-Spiel zurückgezogen. Allzu oft findet die Beeinflussung durch Algorithmen jedoch unterschwellig und intransparent statt. Das ist bei individualisierten Suchmaschinen der Fall, bei denen komplexe und im Falle von Google intransparente Algorithmen am Werk sind. Deren Ergebnisse sind vermeintlich perfekt auf uns zugeschnitten, basieren jedoch auf einer Mischung aus bezahlter Werbung und dem bisherigen Suchverhalten einer Person.

> Es stellt sich die Frage, wie Algorithmen der KI unseren beruflichen und privaten Alltag beeinflussen und welche Auswirkungen das hat. Werden KI-Algorithmen den Menschen irgendwann ersetzen? In diesem Buch wollen wir dieser Frage nachgehen und dabei sowohl aus psychologischer als auch aus technischer Perspektive argumentieren.

Mit Blick auf die Arbeitswelt gibt es einen großen Konsens darüber, dass Algorithmen der KI viele Berufsfelder sehr stark verändern werden. Oft wird dabei Bezug genommen auf die Studie von Frey und Osborne (2017). Die beiden Ökonomen haben die Automatisierungswahrscheinlichkeit von konkreten Berufen mit Blick auf die nächsten 20 Jahre eingeschätzt. Sie sind davon ausgegangen, dass komplexe Interaktionen zwischen Menschen nicht durch Computer oder Roboter ersetzt werden können – eine Annahme, der auch viele Vertreter*innen anderer Disziplinen, beispielsweise aus der Soziologie (z. B. Giering, 2022) oder der Philosophie (z. B. Precht, 2022), zustimmen. Dennoch werden Algorithmen der KI auch in verschiedenen Anwendungsfeldern der Psychologie bereits eingesetzt:

- Personalselektion: Persönlichkeitsprofilerstellung durch CV- oder Videoanalyse, Analyse von im Internet verfügbaren Stelleninseraten zur Bestimmung von Anforderungsprofilen für bestimmte Berufsbilder, Interaktion mit Chatbot im Bewerbungsprozess, …

---

[2] https://chat.openai.com/chat (Stand: 22.12.2022).
[3] https://youtu.be/WXuK6gekU1Y (Stand: 20.12.2022).

- Klinische Psychologie: Diagnostik und Therapie posttraumatischer Belastungsstörung (PTBS), internetbasierte Selbsthilfe-Angebote gegen Schlaf- oder Angststörungen, …
- Verkehrssicherheit: Selbstgesteuertes Fahren für Personen- oder Gütertransport, Fahrsimulator als Diagnostikinstrument für die Fahrtauglichkeit, …

Die konkreten Anwendungen beziehen sich vorwiegend darauf, menschliche Arbeit zu unterstützen. Das ist beispielsweise in der Personalselektion der Fall, wo Algorithmen der KI große Informationsmengen verarbeiten und strukturieren und die verarbeitete Information als Entscheidungsgrundlage verwendet werden kann. Algorithmen, die alle Teilschritte der Personalselektion von der Vorauswahl der Bewerber*innen über die Durchführung, Auswertung und Interpretation der Gespräche bis hin zur Entscheidungsfindung und -kommunikation übernehmen, sind zwar in den USA bereits im Einsatz, in Kontinentaleuropa jedoch immer noch undenkbar. Die unterschiedliche Handhabung ist unterschiedlichen gesetzlichen und gesellschaftlichen Rahmenbedingungen (z. B. Datenschutz) geschuldet.

KI ist aktuell weit davon entfernt, komplexe Alltagsfragestellungen, sei dies im Beruf oder in anderen Lebensbereichen, bewältigen zu können. Dennoch ist die Unsicherheit für viele Arbeitnehmende groß und es ist schwer vorherzusagen, welche Aufgabenbereiche und Tätigkeiten Computer oder Roboter künftig schneller und effizienter erledigen werden als die menschliche Muskel- und Denkkraft. Die Arbeitnehmenden reagieren auf diese unklare Zukunftsaussicht unterschiedlich: Die einen freuen sich darauf, Computer oder Roboter nutzen zu können, beispielsweise als Prognoseinstrument für Anlageentscheide oder als Unterstützung bei Personalentscheidungen, die anderen hingegen fürchten sich davor, dass ihr Beruf durch Computer oder Roboter ersetzt und dadurch obsolet wird. Mit großer Wahrscheinlichkeit wird sich das berufliche Selbstverständnis und dadurch auch die berufliche Identität vieler Arbeitnehmenden aufgrund der zunehmenden Durchdringung der Arbeitswelt durch Algorithmen der KI stark verändern. Während Textübersetzungen früher durch menschliche Denkkraft geleistet wurden, kann der Mensch sich heute darauf beschränken, von Algorithmen übersetzte Texte zu optimieren und auf den relevanten fachlichen oder kulturellen Kontext anzupassen.

Eine Einschätzung oder Prognose des künftigen Einflusses der KI-Algorithmen bei Alltagsentscheidungen ist sehr schwierig und hängt vom Menschenbild, also von der Frage, wie jemand auf die Welt und auf den Menschen blickt, ab. Dabei stellt sich auch die Frage, inwiefern sich Computer oder Roboter vom Menschen unterscheiden.

Wenn Sie davon ausgehen, dass der Mensch zwar äußerst komplex funktioniert, jedoch mit Hilfe von linearen Wenn-Dann-Beziehungen im Sinne einer Maschine vollständig abgebildet werden kann, so dürfte es Ihnen nicht schwerfallen, sich einen Computer oder Roboter vorzustellen, der das menschliche Erleben und Handeln vollständig abzubilden vermag.

Unabhängig vom Menschenbild, welches wir in diesem Buch genauer beleuchten, sollten Algorithmen der KI mit Sorgfalt genutzt werden und ihrer Validierung sollte die nötige Beachtung geschenkt werden. Wird Algorithmen der KI bei der Bewältigung von Fragestellungen aus dem menschlichen Alltag nämlich vorschnell eine prominente Rolle zugeschrieben, so besteht die Gefahr, dass (unvalidierte) Algorithmen „vom Menschen" automatisch und unhinterfragt als „gegebene Realität" betrachtet und in die eigene Erzählung (Narration) einbezogen werden. Dadurch würden Mensch-Maschine-Systeme geschaffen, die sich primär an den rein objektiv funktionierenden sowie mathematischen und physikalischen Gesetzen folgenden Algorithmen orientieren. Abweichungen von dieser Objektivität würden dann als menschliche Fehlleistung abgetan und nicht als potenziell kreative und die Individualität stärkende Ressource im Sinne der intuitiven Intelligenz erkannt. Eine Psychologie, die sich primär den naturwissenschaftlichen Prinzipien verpflichtet, wie am Beispiel der Intelligenzforschung zu Beginn dieses Kapitels erläutert, läuft Gefahr, die Unterschiede zwischen Mensch und Maschine zu marginalisieren.

Mit diesem Buch soll eine Grundlage dafür geschaffen werden, wie KI im Kontext der Psychologie nutzbringend eingesetzt werden kann. Dabei soll auch aufgezeigt werden, wo Vorsicht geboten ist. Zu diesem Zweck werden wir im folgenden Kapitel den psychologischen Hintergrund erarbeiten, der für die später folgenden Überlegungen zum Einsatz der KI-Algorithmen in verschiedenen Anwendungsfeldern der Psychologie von Relevanz ist. Dabei werden wir auf drei unterschiedliche Menschenbilder eingehen, die innerhalb der Psychologie eine Rolle spielen: Mensch als Maschine, Mensch als Organismus und Mensch als Person (Herzog, 2022). Danach werden wir das Modell der Persönlichkeits- und Identitätskonstruktion (MPI; Schreiber, 2022) vorstellen. Es zielt sowohl auf allgemeingültige Gesetzmäßigkeiten (im Sinne der naturwissenschaftlichen Prinzipien) als auch auf die Einzigartigkeit des einzelnen Individuums ab und kann als Grundlage für das Beschreiben und Erklären von menschlichem Erleben und Handeln verwendet werden. Schließlich werden wir das Wesen und die Funktionsweise von KI-Algorithmen sowie konkrete Anwendungsfelder in der

Psychologie beschreiben. Exemplarisch werden wir zwei anwendungsorientierte KI-Projekte der Autoren im Detail beleuchten und dabei sowohl auf die Chancen als auch die Herausforderungen hinweisen. Abschließend wenden wir uns konkreten Herausforderungen sowie ethischen Überlegungen im Zusammenhang mit der Anwendung von KI-Algorithmen zu.

Aufgrund des in Abschn. 4.2 beschriebenen gemeinsamen Projektes haben wir bereits einiges in eine gemeinsame Sprache sowie ein gemeinsames Verständnis zum Thema Psychologie und KI-Algorithmen investiert. Das Resultat dieser interdisziplinären Zusammenarbeit besteht nicht nur aus dieser Publikation, sondern zusätzlich aus zahlreichen Ideen und Gedankengängen für die weitere Praxis- und Forschungsarbeit. Dennoch hat sich während der Erarbeitung dieses Buches gezeigt, dass wir auf „dieselbe Sache" aus ziemlich unterschiedlichen Blickwinkeln schauen und dass es hilfreich und nötig ist, diese unterschiedlichen Blickwinkel im Buch darzustellen. Aus diesem Grund haben wir uns entschieden, in der Einleitung dieses Buches die beiden Grundhaltungen, mit denen wir uns an dass Schreiben dieses Buches gemacht haben, explizit zu machen. Die darin enthaltenen Divergenzen sind teilweise beträchtlich. So auch in der Frage, wie „intelligent" KI-Algorithmen sein können und was wir unter einem sinnvollen Umgang mit diesen Algorithmen in den psychologischen Anwendungsfeldern verstehen. In der Auseinandersetzung über die Divergenzen ist aber immer wieder das Gemeinsame zum Ausdruck gekommen, nämlich das Interesse für das Verstehen des „Funktionierens des Menschen" sowie für die „Perspektive des Gegenübers". Letztlich teilen wir die Haltung, dass KI-Algorithmen den Menschen in zahlreichen Anwendungsfeldern unterstützen können. Aber wir divergieren in der Meinung, wo das künftig der Fall sein soll und wo nicht. Das ursprünglich nicht angedachte Kap. 4 mit konkreten Anwendungsbeispielen aus unserer Forschungs- und Beratungspraxis ist eine Folge dieses interdisziplinären Gedankenaustauschs. Das Kapitel macht die unterschiedlichen Blickwinkel genauso deutlich wie die Gemeinsamkeiten.

1.2   Wie funktioniert eigentlich der Mensch und was hat KI damit zu tun? Einleitende Gedanken von Peter Gloor, Informatiker

Wird irgendwann – vielleicht schon bald – die künstliche Intelligenz menschliche Psychologen überflüssig machen? Suchen wir bald schon bei Depressionen oder anderen psychologischen Problemen nicht mehr den menschlichen Psychologen auf, sondern lassen uns von einer künstlichen Intelligenz analysieren, eine Diagnose stellen, und anschliessend behandeln, um die Probleme unserer Psyche zu beheben?

Ich vermute, dass wir uns in diese Richtung bewegen und diese Art der Anwendung schon bald zum Einsatz kommen wird. Das heißt ja nicht, dass die Künstliche Intelligenz gescheiter ist als der Mensch, sondern nur, dass sie eine Teilaufgabe besser löst. Außerdem – provokativ ausgedrückt – zeigen die Fortschritte in der Künstlichen Intelligenz nicht, dass der Computer immer intelligenter wird, sondern lediglich wie einfach gestrickt wir Menschen sind (Gregg, 2022). Psychologe Gerd Gigerenzer (2015) beschreibt in seinem Buch «Bauchentscheidungen: Die Intelligenz des Unbewussten und die Macht der Intuition» die überraschend einfachen Regeln, denen wir bei allen wichtigen Entscheidungen folgen. Häufig sind diese einfachen Regeln einfach gut versteckt, und erscheinen uns deshalb so unendlich vielschichtig und wir Homo Sapiens deshalb einzigartig komplex und allen anderen Spezies überlegen. Die KI weist uns in unsere Schranken, da sie diese einfachen Regeln automatisiert und besser – sprich neutraler – ausführt als wir Menschen. Was die KI allerdings noch nicht kann, ist diese einfachen Bauchentscheide sinnvoll miteinander verknüpfen. Sie schlägt uns in Teilgebieten, indem sie Gesichter besser erkennt, Emotionen besser erkennt, Texte besser übersetzt, etc. Allerdings hat die KI es bis heute nicht geschafft, ein Auto automatisch in allen Situationen korrekt zu steuern. Ein selbstfahrendes Auto kann bei schönem Wetter in den breiten, gleichmäßigen Strassen von Phoenix, Arizona, selbstständig Passagiere transportieren, hat aber keine Chance, bei Regenwetter in den verwinkelten Straßen von Boston unfallfrei den Weg zu finden, eine Aufgabe die jeder Taxifahrer mit Bravour löst.

Ob wir je so weit kommen werden, dass das Auto in allen Situationen zuverlässiger ist als der Mensch, können wir heute nicht beantworten. Ich vermute allerdings, dass irgendwann in der Zukunft der Computer echte unabhängige Intelligenz – auch als «Singularity» bezeichnet – haben wird, wenn wir nicht vorher unsere Erde zerstören. Was wir auf jeden Fall sagen können, ist, dass wir heute noch nicht so weit sind. Abstrakt ausgedrückt: die künstliche Intelligenz, die wir heute haben, ermöglicht die Ergänzung des menschlichen Verstandes, nicht aber den Ersatz des menschlichen Verstandes, indem sie Teilaufgaben besser löst als der Mensch. In meiner Forschung haben wir verschiedene KI-basierte Werkzeuge entwickelt, die helfen, die menschliche Psyche zu ergründen: das Happimeter ist eine Smartwatch-Software Kombination, die durch Kombination von Sensordaten der Smartwatch und KI, Stress, Glücksempfinden, und andere Emotionen misst. Ebenso haben wir Software entwickelt, die mithilfe einer Webcam Emotionen und Moralvorstellungen aus dem Gesichtsausdruck und aus der

Stimme berechnet. Aber wir sind noch weit davon entfernt, eine vollständige Diagnose zu stellen, geschweige denn eine umfassende KI-gesteuerte Therapie anzubieten.

1.3   Wie funktioniert eigentlich der Mensch und was hat KI damit zu tun? Einleitende Gedanken von Marc Schreiber, Persönlichkeitspsychologe und Laufbahnberater

Der Mensch hat sich in der evolutionären Entwicklung sehr gut an die für ihn relevante Umwelt angepasst. Dabei war es nicht zentral, dass der menschliche Wahrnehmungsapparat die physikalische Welt perfekt abbildet. Das merken wir daran, dass es uns schwer fällt, Konzepte wie das exponentielle Wachstum bei der Verbreitung des Coronavirus, die Steuerlast bei progressiven Steuersätzen oder den Bremsweg im Straßenverkehr zu erfassen. In solchen Teilbereichen unseres Alltags können uns deshalb Algorithmen der KI, die Sensordaten mit Hilfe mathematischer oder physikalischer Modelle analysieren und strukturieren, sehr gut unterstützen.

Geht es jedoch um Fragen und Entscheidungen aus unserem Alltag, wie beispielsweise einer beruflichen Laufbahnentscheidung, der Partner*innenwahl oder der Frage, ob ich heute zu Fuß oder mit den öffentlichen Verkehrsmitteln zum Bahnhof gehe, so gibt es meiner Meinung nach kein mathematisches oder physikalisches Modell, welches diese konkrete Entscheidungssituation für eine Person adäquat abbilden oder gar die Entscheidung verbessern könnte. Das menschliche Erleben und Handeln in Alltagssituationen basiert auf einer komplexen Interaktion des Menschen innerhalb seiner Umwelt. Dabei laufen relevante Parameter unbewusst ab. So sind z. B. Bedürfnisse, Motive oder auch gesellschaftliche Narrative unserem Bewusstsein nicht immer ohne weiteres zugänglich. Ich glaube, dass auch das eine Folge der evolutionären Anpassung an unsere Umwelt ist: Wir blenden Aspekte aus und führen zahlreiche Handlungen im Autopilot*innen-Modus aus. Die ausgeblendeten Aspekte können wir aber trotzdem für unser Erleben und Handeln nutzen, nämlich über unsere Intuition (z. B. Bauchgefühl). Sie folgt nicht zwingend den mathematischen, physikalischen oder biologischen Gesetzmäßigkeiten, sondern individuellen Mustern, die sich über die Lebenserfahrung einer Person bewährt haben. Diese intuitive Intelligenz – wenn auch weniger gut (er)fassbar – ist genauso wichtig für unsere Alltagsentscheidungen wie die analytische Intelligenz. Leider wird das auch innerhalb der Psychologie zu wenig berücksichtigt.

Die Unterscheidung zwischen der intuitiven und der analytischen Intelligenz ist für mich der Grund, weshalb Algorithmen der KI bei Alltagsfragestellungen des Menschen nicht substanziell weiterhelfen und sogar schaden können: Algorithmen der KI funktionieren nach der analytischen, explizierbaren und dadurch auch nach der objektiv messbaren Intelligenz. Dabei übertrifft sie den Menschen in zahlreichen sehr praktischen Anwendungen wie der Gesichtserkennung, der kontextlosen Textübersetzung oder der Berechnung der schnellsten Route. Wendet man KI-Algorithmen jedoch auf Alltagsfragestellungen des Menschen an, so wird die Fragestellung auf die Parameter der analytischen Intelligenz reduziert und die intuitive Intelligenz wird zwangsläufig ausgeklammert. Davor sollten wir uns hüten. Algorithmen der KI sollten bei Alltagsfragestellungen nur in den Teilbereichen beigezogen werden, die objektivierbar und mit mathematischen, physikalischen oder biologischen Gesetzmäßigkeiten abgebildet werden können.

Mensch und Maschine funktionieren nicht nach denselben Prinzipien. Während KI-Algorithmen sowie Computer und Roboter Big Data analytisch verarbeiten können und dabei den Kontext ausschließen, verarbeitet der Mensch seine Wahrnehmungs- und Erlebensinhalte subjektiv und immer auf den spezifischen Kontext bezogen. Dabei geht der Mensch sowohl analytisch als auch intuitiv vor, während KI-Algorithmen nur ersteres können.

Psychologischer Hintergrund

2

2.1 Menschliches Erleben und Handeln beschreiben und erklären

Die Psychologie setzt sich mit dem Beschreiben und Erklären des menschlichen Erlebens und Handelns auseinander. Manchmal – und das ist gerade für psychologische Anwendungsfelder wie die Personalauswahl oder -entwicklung verlockend – wird darüber hinaus auch versucht, das menschliche Erleben und Handeln vorherzusagen. Entsprechend sollte ein psychologisches Modell das menschliche Erleben und Handeln beschreiben und erklären können und darüber hinaus als Grundlage für Vorhersagen genutzt werden können. Innerhalb der Psychologie gibt es keine einheitliche Einteilung in Teildisziplinen. Fachbereiche an Hochschulen fokussieren häufig auf eine der folgenden drei Bereiche:

- *Grundlagenfächer:* z. B. Allgemeine Psychologie (z. B. Wahrnehmung, Gedächtnis, Emotion); Persönlichkeits- und Differentielle Psychologie (z. B. Persönlichkeitseigenschaften und -unterschiede, Intelligenz); Entwicklungspsychologie (z. B. Entwicklung der Wahrnehmung, der Persönlichkeit); Biologische Psychologie (z. B. physiologische Psychologie, Neuropsychologie); Sozialpsychologie (z. B. soziale Aspekte der Wahrnehmung, Gruppenprozesse)
- *Anwendungsfächer:* z. B. Arbeits- und Organisationspsychologie; Klinische Psychologie; Beratungspsychologie
- *Methodenfächer:* z. B. Psychologische Methodenlehre; Psychologische Diagnostik

P. Gloor und M. Schreiber, *KI in der Psychologie – ist der Mensch eine Maschine?*, essentials, https://doi.org/10.1007/978-3-662-66866-5_2

Blickt man in die Lehrbücher verschiedener psychologischer Teildisziplinen wie
der Arbeits- und Organisationspsychologie (z. B. Nerdinger et al., 2019) oder
der Persönlichkeitspsychologie (z. B. Neyer & Asendorpf, 2018; Rauthmann,
2017), so findet KI darin keine Erwähnung. Zwar wird bei Neyer und Asendorpf
(2018) auf das Projekt www.mypersonality.org (Kosinsky & Stillwell, 2011) hin-
gewiesen. Im Projekt – ursprünglich eine Facebook App – wurden mithilfe von
KI-Algorithmen Bezüge zwischen Facebook-Aktivitäten (Posts, Likes) und Per-
sönlichkeitsprofilen, die in der App erstellt werden konnten, hergestellt. Aber die
Chancen und Herausforderungen, die mit der zunehmenden KI-Durchdringung in
den psychologischen Anwendungsfeldern einhergehen, werden nicht thematisiert.

Aus unserer Sicht macht es Sinn, sich Gedanken über die Anforderungen an
Algorithmen der KI, die in psychologischen Anwendungsfeldern zum Einsatz
kommen, zu machen. Dabei können zwei mögliche Anforderungen an solche
Algorithmen formuliert werden:

1. Menschlichen „Intellekt" abbilden
    Algorithmen der KI sollten menschliches Erleben und Handeln beschrei-
ben und erklären können. Dieser zentralen Anforderung an eine psychologische Theorie oder an ein psychologisches Modell sollten sich auch
Anwender*innen von KI-Algorithmen verpflichtet fühlen.
2. Menschlichen „Intellekt" ergänzen
    Algorithmen der KI sollten in den Bereichen Wahrnehmung (z. B.
Distanzwahrnehmung oder Wahrnehmung von Röntgenstrahlen) oder Informationsverarbeitung (z. B. Berechnung des Bremsweges eines Fahrzeuges
oder Berechnung der schnellsten Route via Routenplaner) die physikalische
Welt „objektiv" wahrnehmen und die erfassten Daten nach naturwissenschaftlichen Prinzipien verarbeiten. Die aufbereiteten Daten können als Grundlage
für Entscheidungssituationen im menschlichen Alltag verwendet werden.
Dadurch können Algorithmen der KI auch ohne unmittelbaren Bezug zum
menschlichen Erleben und Handeln einen Teilbetrag leisten.

Die erste Anforderung bezieht sich darauf, den menschlichen „Intellekt" unter
Einbezug von analytischer und intuitiver Intelligenz abzubilden und die zweite
Anforderung bezieht sich darauf, den menschlichen „Intellekt" mit objektiven
„Fakten" zu ergänzen. Werden Algorithmen der KI in Anwendungsfeldern der
Psychologie angewendet, so sollte eine der beiden Anforderungen erfüllt sein
und es sollte klar sein, ob es bei der Anwendung darum geht, den menschlichen
„Intellekt" abzubilden oder diesen zu ergänzen.

Die Erweiterung des menschlichen „Intellekts" ist deshalb von Nutzen, weil sich der menschliche Wahrnehmungsapparat sowie die menschliche Informationsverarbeitung im Verlauf der phylogenetischen Entwicklung (Entwicklung der Menschheit) nicht perfekt an die physikalisch messbare Umwelt angepasst haben (Bischof, 2014). So werden Grössen wie beispielsweise Röntgen- oder radioaktive Strahlung, Magnetfelder, Tonwellen in zu hohen oder zu tiefen Frequenzen, sowie Geschwindigkeiten von Objekten vom Menschen entweder gar nicht oder nicht bewusst wahrgenommen. Roboter mit entsprechenden Sensoren und Algorithmen hingegen können problemlos dafür entwickelt werden und so die menschliche Wahrnehmung erweitern. Dabei ist es wichtig zu erwähnen, dass Algorithmen der KI immer die messbare Welt ins Zentrum stellen. Algorithmen der KI beziehen sich immer auf Daten, die erhoben, analysiert und strukturiert werden. Dabei sollte zwischen objektiven „Fakten", die sich auf die physikalische Welt beziehen, und subjektiven Selbst- oder Fremdeinschätzungen (z. B. Persönlichkeit, Wohlbefinden, Emotionen, …) unterschieden werden. Zu den objektiven „Fakten" können die folgenden Masse gezählt werden:

- Kamera (z. B. für Gesichtserkennung, …)
- Mikrofon (z. B. für Spracherkennung, Erkennen von Interaktionsmustern, …)
- Spezifische Sensoren (z. B. zum Erfassen von chemischen oder physikalischen Parametern, …)
- Wearables mit Sensoren für Bewegung, Geotagging, Pulsfrequenz, Schrittzahl, …
- Kennzahlen wie Leistungsziele von Mitarbeitenden (z. B. Umsatz, Zeit, Distanz, Reichweite, …)

Die strukturierten Daten können dem Menschen in der Folge zur Verfügung gestellt werden und dieser kann die verfügbare Information auf Fragen aus dem beruflichen (z. B. Welche*r Bewerber*in eignet sich am besten für eine bestimmte Position? Wie gelange ich am schnellsten an mein Reiseziel?) oder privaten Alltag (z. B. Wie viele Schritte bin ich heute schon gegangen?) anwenden. Werden objektive „Fakten" über die physikalische Welt erfasst, so zielen die Algorithmen der KI darauf ab, das menschliche Erleben und Handeln (den menschlichen „Intellekt") zu ergänzen.

Im Gegensatz zu den Algorithmen der KI, die sich ausschließlich auf die messbare und dadurch auch dokumentierbare Welt beziehen, sind

für das menschliche Erleben und Handeln neben der messbaren Welt
auch unbewusste und potenziell gar nicht erfassbare Prozesse von großer
Relevanz. Dabei ist es wichtig zu erwähnen, dass „messbar" nicht mit
„objektiv" gleichzusetzen ist. So können auch subjektive Maße wie die
oben erwähnten subjektiven Selbsteinschätzungen zum Wohlbefinden einer
Person erfasst und mit Hilfe von KI-Algorithmen strukturiert werden.
Dabei ist jedoch zu berücksichtigen, dass die Maße, die sich nicht auf
die physikalische Welt beziehen, nicht zwingend naturwissenschaftlichen
Gesetzmäßigkeiten folgen.

Diesen zentralen Unterschied zwischen dem menschlichen Erleben und Handeln
und den Algorithmen der KI werden wir im folgenden Kapitel anhand von drei
Menschenbildern, die innerhalb der Psychologie unterschieden werden können,
im Detail herausarbeiten.

2.2   Menschenbilder in der Psychologie

Eine Auslegeordnung zum Thema KI und Psychologie sollte die Frage nach
der „Funktionsweise des Menschen" thematisieren. Dazu werden wir in der
Folge drei verschiedene Menschenbilder, die innerhalb der Psychologie von Relevanz sind und von Herzog (2022) herausgearbeitet wurden, skizzieren und in
Bezug setzen zu drei verschiedenen erkenntnistheoretischen Perspektiven. Bei
den erkenntnistheoretischen Perspektiven geht es um die Frage, wie Erkenntnisse
über die Welt zustandekommen. Abb. 2.1 zeigt, dass sich die Menschenbilder (schwarze Kreise) sowie die erkenntnistheoretischen Perspektiven (weisse
Kreise) – beide dienen als Template für das wissenschaftliche Handwerkszeug, das in einer Gesellschaft als „state-of-the-art" betrachtet wird – ineinander
verschränken lassen. Sowohl das Menschenbild als auch die Erkenntnistheorie
spielen eine wichtige Rolle für das Thema dieses Buches, nämlich die Frage,
ob der Mensch eine Maschine ist, resp. ob Algorithmen der KI menschliche
Psycholog*innen künftig überflüssig machen werden.

Das Menschenbild („Wie funktioniert der Mensch?") und die erkenntnistheoretische Perspektive („Wie entsteht „gefestigtes" Wissen über die

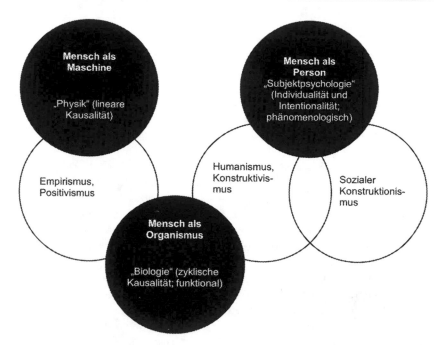

Abb. 2.1 Menschenbilder in der Psychologie (schwarze Kreise) und erkenntnistheoretische Perspektiven (weisse Kreise) im Überblick

Welt?") sind relevant für die Einschätzung des künftigen Potenzials von KI-Algorithmen. Dabei gibt es keine objektiv „richtige" Position.

Im Menschenbild des Menschen als Maschine zeichnet sich der Mensch als eine gegenständliche Einheit aus, deren Abläufe zwar sehr komplex, aber grundsätzlich überschau- und berechenbar sind (Herzog, 2022). Den Prinzipien der Physik als naturwissenschaftliche Disziplin folgend wird in diesem Menschenbild davon ausgegangen, dass menschliches Erleben und Handeln mit Hilfe von linearen Wenn-Dann-Beziehungen erklärt und auch vorhergesagt werden kann. Dazu passt die Metapher vom Menschen als informationsverarbeitendem Wesen (analog zu einem Computer). Der Gedanke, dass Mensch und Maschine mindestens teilweise denselben Funktionsprinzipien unterliegen, ist innerhalb der Psychologie stark verankert. Er liegt gemäß Herzog (2022) sowohl der Psychoanalyse, in welcher Freud ursprünglich eine quantitativ bestimmbare naturwissenschaftliche Psychologie auf der Basis eines Neuronensystems etablieren wollte, als auch dem Behaviorismus zugrunde. Im Behaviorismus, auch als „Mechanik des Handelns" bezeichnet, wird der Mensch als Blackbox betrachtet und sein Verhalten auf lineare Reiz-Reaktions-Verknüpfungen reduziert. Nach der kognitiven Wende um ca. 1960 wird der Mensch zwar nicht mehr als Blackbox betrachtet und die psychologische Forschung untersucht fortan neben dem Verhalten auch die Introspektion, also das menschliche Erleben (z. B. Emotionen oder Einstellungen). Aber die psychologische Forschung wird weiterhin durch das Bild des Menschen als Maschine dominiert. Das zeigt sich nicht nur an der in Abschn. 2.1 erläuterten Intelligenzforschung, sondern ganz allgemein an einer Forschungspraxis, die sich in Richtung einer „Mechanik des Denkens" entwickelt hat und bis heute stark auf physiologische Prozesse (z. B. neuronale oder hormonelle Prozesse) abstützt (Herzog, 2022). So wird beispielsweise in der Neuropsychologie untersucht, inwiefern sich physiologische Prozesse im menschlichen Erleben widerspiegeln.

Das Bild des Menschen als Maschine spielt auch für die heutige Persönlichkeitspsychologie, die sich auf neuropsychologische Erkenntnisse abstützt, eine zentrale Rolle (siehe z. B. DeYoung, 2015; DeYoung & Blain, 2020; Kuhl et al., 2015; Quirin et al., 2013). Es passt sehr gut zur erkenntnistheoretischen Perspektive des Empirismus, respektive des Positivismus (Abb. 2.1). Dabei steht die Prämisse im Vordergrund, dass die Welt aus einer Aneinanderreihung von objektiven „Fakten" besteht und dass der wissenschaftliche Fortschritt (wahrscheinlich) früher oder später dazu führt, dass alle Fakten empirisch erfasst und entschlüsselt werden können. Grundlage dafür bildet die Annahme, dass es eine reale Welt gibt, die mit den menschlichen Sinnen und/oder dem wissenschaftlichen Handwerkszeug beobacht-, beschreib- und erklärbar ist.

> Folgt man dem Bild des Menschen als Maschine, so folgt daraus, dass der wissenschaftliche Fortschritt früher oder später dazu führen wird, dass KI-Anwendungen den Menschen als physikalisches Wesen vollständig abbilden und wenn nötig auch ersetzen können.

Im Menschenbild des Menschen als Organismus wird der Mensch als ein sich selbst organisierendes und regulierendes System verstanden, dessen Wandel und Veränderung aus einem inneren Kern heraus angetrieben wird. Dabei stellt die Gesamtheit des Organismus, im Gegensatz zur mechanistischen Perspektive, mehr dar als „nur" die Summe der einzelnen Entwicklungen und Veränderungen. Das Organismusmodell basiert wie das Maschinenmodell auf naturwissenschaftlichen und allgemeingültigen Prinzipien. Anstelle der Physik wird jedoch die Biologie als naturwissenschaftliches Vorbild genommen (Herzog, 2022). Organismen werden als Lebewesen betrachtet, die speziell angepasst sind auf ihre ökologische Umwelt. Während im Maschinenmodell kontextfreie Größen und Prinzipien wie die psychoanalytische Libido (Psychoanalyse) oder die Konditionierung (Behaviorismus) im Vordergrund stehen, werden die kontextspezifischen Aspekte im Organismusmodell berücksichtigt. Der Einbezug des Kontextes sowie die Annahme eines inneren Kernes als Treiber führen im Organismusmodell dazu, dass das Prinzip der linearen Kausalität des Maschinenmodells mit demjenigen der zyklischen Kausalität mit wiederkehrenden Feedbackschleifen ersetzt wird. Die zyklische Kausalität ist funktional begründet. Damit ist gemeint, dass das menschliche Erleben und Handeln einem inneren Antreiber folgt und auf ein funktionales Ziel ausgerichtet ist. Dabei wird der Fokus neben der ontogenetischen (individuelle Entwicklung einer Person) auch auf die phylogenetische Entwicklung (Entwicklung der Menschheit) gerichtet. Gemäß Herzog (2022) spielt dabei das evolutionsbiologische Konzept der „ultima ratio" eine zentrale Rolle. Als „ultima ratio" des menschlichen Handelns im Sinne eines inneren Antreibers wird der reproduktive Erfolg eines Lebewesens, also die genetische Reproduktion, verstanden. Bischof (2014) spricht dabei vom Adaptionsdruck der *Fortpflanzung,* der sich auf die Phylogenese und den Genotypen (genetische Ausstattung) bezieht. Beim Bild des Menschen als Organismus weist Herzog (2022) auf den Bezug zur humanistischen Psychologie und damit verbunden auch auf psychologische Konzepte wie die Selbstverwirklichung oder -aktualisierung hin. Bischof (2014) spricht dabei vom Adaptionsdruck der *Selbsterhaltung,* der sich auf die Ontogenese und den Phänotypen (Erscheinungsbild, bezogen auf psychologische und physiologische Eigenschaften) bezieht. Wie erwähnt, spielen beide Perspektiven – Fortpflanzung und Selbsterhaltung – im Bild des Menschen als Organismus eine wichtige Rolle.

Abb. 2.1 weist auf den Bezug des Menschenbildes des Organismus zur erkenntnistheoretischen Perspektive des Humanismus, respektive des Konstruktivismus hin. In der humanistischen Psychologie stehen die kontinuierliche Selbstaktualisierung und -verwirklichung, verbunden mit einer optimalen individuellen Entfaltung im Zentrum. Im Konstruktivismus wird die Existenz einer objektiven Realität angezweifelt und im Gegensatz zum Empirismus/Positivismus wird der Fokus auf die subjektive Wahrnehmung der Welt gerichtet. Erkenntnisvorgänge werden als Konstruktionsprozesse verstanden und der primäre Ort der Realitätskonstruktion wird im einzelnen Individuum gesehen (Westmeyer, 2006;

Young & Collin, 2004). Im menschlichen Erleben und Handeln manifestieren sich diese Erkenntnisvorgänge in Form von Bedürfnissen, Motiven und konkreten „subjektiven Zielen". Diese können sowohl explizit und bewusst als auch implizit und dadurch dem Bewusstsein nicht ohne weiteres zugänglich sein (z. B. Kuhl, 2010) – ein für die Fragestellung dieses Buches zentraler Punkt.

Folgt man dem Bild des Menschen als Organismus, so muss infrage gestellt werden, ob der wissenschaftliche Fortschritt dazu führt, dass KI-Anwendungen den Menschen vollständig abbilden können. Insbesondere der Zugang zum evolutionsbiologischen Konzept der „ultima ratio", zu impliziten psychologischen Inhalten (z. B. Bedürfnisse und Motive) sowie die Interaktion zwischen den psychologischen, den kontextbezogenen (ökologische Nische) und den physiologischen Prozessen (z. B. neuronale Prozesse) stellen für KI-Anwendungen eine enorme Herausforderung dar.

Im Menschenbild des Menschen als Person beschäftigt sich die Psychologie mit dem Individuum als einzelne Analyseeinheit. Gemäß Herzog (2022) spielt dabei die in Abschn. 2.4 weiter ausgeführte Unterscheidung zwischen der variablen- und der personenorientierten Psychologie (Stern, 1911) eine zentrale Rolle. Im Personenmodell orientiert sich die Psychologie nicht an einzelnen Variablen, sondern an der „ganzen Person". Deshalb spricht Stern (1900) auch von der Subjektpsychologie (Herzog, 2022). Analog zum Organismusmodell wird dabei auch der Kontext berücksichtigt, jedoch weniger im Sinne der optimalen Anpassung an eine ökologische Nische im Sinne der Fortpflanzung (Phylogenese; Bischof, 2014). Vielmehr geht es im Modell des Menschen als Person um den Menschen in seiner unmittelbaren Situation im Sinne der Selbsterhaltung (Ontogenese; Bischof, 2014). Im Personenmodell variiert also nicht nur das menschliche Erleben und Handeln, sondern auch die Situation, in der sich ein Mensch gerade befindet. Dabei spielt auch der kulturelle Kontext eine wichtige Rolle. So fordert Bruner (1990, 1997a) eine Kulturpsychologie, welche sich nicht mehr einseitig an den Naturwissenschaften – Maschinenmodell der Physik und Organismus-modell der Biologie (genetische Reduktion der Evolutionsbiologie im Sinne der „ultima ratio") – orientiert, sondern zusätzlich kulturelle Phänomene und Bedeutungszusammenhänge und dadurch auch die Sprache einbezieht.

Während das Verhalten im Maschinenmodell linear kausal und im Organismusmodell zyklisch kausal bestimmt ist, werden Handlungen im Personenmodell intentional erklärt (Bruner, 1990; Herzog, 2022). Bruner (1990, 1997a) postuliert eine Psychologie, welche die Aufmerksamkeit mehr auf „Sinn", „Bedeutung" und „Konstruktion von Bedeutung" und weniger auf „Information" und „Verarbeitung von Information" richtet. Dabei sollen nicht Reduktionismus, Kausalerklärungen oder Vorhersage von Verhalten im Vordergrund stehen, sondern vielmehr das phänomenologische Erleben sowie das intentionale *Handeln* des einzelnen Individuums innerhalb seiner unmittelbaren Lebenswelt. Mit dem Begriff des intentionalen Handelns (im Gegensatz zum Begriff des Verhaltens) weist Bruner (1990) auf die Willens- und Entscheidungsfreiheit von Handlungen hin. Die Intentionalität zeigt sich aber nicht nur im Handeln (Tun), sondern auch im Erleben (Sagen). Analog zum Organismusmodell sind auch im Personenmodell sowohl explizite als auch implizite Bedürfnisse, Motive oder Ziele relevant.

Mit der Verlagerung des Fokus vom informationsverarbeitenden Menschen zum Menschen, der im sozialen Kontext Bedeutungen konstruiert, nimmt im Personenmodell das Konzept der Intersubjektivität an Bedeutung zu. „Wirklichkeiten", sofern es diese überhaupt gibt, sind Ausdruck sozialer Konstruktionsprozesse und können nicht objektiv und kontextunabhängig erfasst werden. Herzog (2022, S. 12) beschreibt dies wie folgt am Beispiel des Sinnbegriffes:

> „Während Sinn in einer mechanistischen Psychologie immer nur fremdgesetzt sein kann, da eine Maschine von sich aus keine Absichten verfolgt, und im Organismusmodell gemäß der ultima ratio der Fitnessmaximierung verstanden wird, ist Sinn im Modell der Person subjektiver Sinn."

Dieser subjektive Sinn wird jedoch nicht primär im privaten Raum konstruiert, wie es der erkenntnistheoretischen Perspektive des Konstruktivismus (Humanismus) entspricht. Vielmehr geht es um die phänomenologischen, sinnlichen Erfahrungen, die im Austausch zwischen Personen Sinn stiften (Herzog, 2022). Dieser intersubjektive Austausch entspricht der erkenntnistheoretischen Perspektive des sozialen Konstruktionismus, in welchem die Existenz einer objektiven Realität analog zum Konstruktivismus infrage gestellt wird (Abb. 2.1). Im Gegensatz zum Konstruktivismus werden hingegen soziale und kulturelle Austausch- und Aushandlungsprozesse als primärer Ort der Realitätskonstruktion betrachtet – man spricht dabei auch von der Ko-Konstruktion sowie von „sozialen Narrativen" (Gergen, 2001; Savickas, 2015, 2020; Schreiber, 2022; Young & Collin, 2004).

Folgt man dem Bild des Menschen als Person, so muss noch stärker als im Organismusmodell infrage gestellt werden, ob der wissenschaftliche Fortschritt dazu führt, dass KI-Anwendungen den Menschen vollständig abbilden können. Neben den Herausforderungen, die sich im Organismusmodell schon gestellt haben (Zugang zu impliziten psychologischen Inhalten; Interaktionen zwischen psychologischen, kontextbezogenen und physiologischen Prozessen) müssten KI-Anwendungen im Personenmodell zusätzlich soziale Narrative abbilden können.

2.3   Transhumanismus (TH) und technologischer Posthumanismus (tPH)

Im Zusammenhang mit dem Einfluss von KI-Algorithmen auf den Menschen sind zwei philosophische Positionen von spezieller Relevanz, der Transhumanismus (TH) und der technologische Posthumanismus (tPH). Die beiden Positionen beziehen sich auf den technologischen Fortschritt sowie dessen Einfluss auf den Menschen und grenzen sich in unterschiedlicher Art und Weise von der erkenntnistheoretischen Perspektive des Humanismus ab. Vertreter*innen des tPH gehen von einem technologischen Fortschritt aus (z. B. durch Algorithmen der KI), der den Menschen früher oder später ersetzen wird. Die humanistische Perspektive und damit der nach Selbstverwirklichung strebende Mensch stehen dabei nicht im Vordergrund. Zwar kann der Mensch vom technologischen Fortschritt durchaus profitieren (Loh & Möck, 2022), aber im tPH geht es nicht primär um die Verwirklichung der Ziele des Menschen. Vielmehr geht es um den technologischen Fortschritt, der den Menschen überwinden wird. Mit der Bezeichnung „Singularität" wird zum Ausdruck gebracht, dass es sich dabei um eine Form von Superintelligenz handelt, die räumlich und zeitlich nicht eingebettet werden kann und einen nicht vorstellbaren Fortschritt bringen wird. Im tPH spielt der Mensch also keine zentrale Rolle – im Zentrum steht der technologische Fortschritt und damit verbunden eine Intelligenz, die sich nicht (mehr) an menschlichen Kategoriensystemen orientiert.

Vertreter*innen des TH hingegen gehen eher von einer Verschmelzung von Mensch und Technologie aus: Menschen sollen mithilfe des technologischen Fortschritts ihr Streben nach Selbstperfektionierung optimieren können. So steht am Ursprung des TH gemäß Loh und Möck (2022) der humanistische Gedanke der Selbstverwirklichung. Die Prinzipien der Physik (Mensch als Maschine) und der Biologie (Mensch als Organismus) verschmelzen in der Vorstellung von Cyborgs – biologische Wesen, ergänzt mit künstlichen Elementen wie beispielsweise Chip-Implantaten zur Steuerung von Prothesen. Durch das Verschmelzen von Maschine und Organismus können beispielsweise lebensbedrohliche Krankheiten überwunden und der Mensch prinzipiell unsterblich werden. Letztlich wird der technologische Fortschritt im TH aber „nur" ergänzend beigezogen, wie wenn wir heute das Smartphone fürs Tracking der Schrittzahlen, der Bewegung oder für die Wetterprognose nutzen. Dabei wird der menschliche Wahrnehmungsapparat und dadurch auch der menschliche „Intellekt" erweitert durch die automatische Verarbeitung spezifischer Daten.

Sowohl tPH als auch TH fokussieren auf den technologischen Fortschritt. Dadurch können die kontextunabhängigen Prinzipien der Physik in zahlreichen Anwendungsbereichen nutzbar gemacht werden. Im tPH spielt dabei die menschliche Selbstverwirklichung keine Rolle. Im TH jedoch steht der Mensch mit seinem subjektiven inneren Kern als Bestandteil des humanistischen Menschenbildes weiterhin im Zentrum.

> TH und tPH unterscheiden sich also nicht primär bezüglich Menschenbild oder erkenntnistheoretischer Perspektive, sondern bezüglich der ethischen Wertung: Im PH wird die menschliche Selbstverwirklichung dem technologischen Fortschritt übergeordnet. Diese Position entspricht den drei Robotergesetzen des Science Fiction Autors Isaac Asimov, die in Abschn. 6.1 beschrieben werden.

2.4 Variablen- und personenorientierter Fokus in der Psychologie

Stern (1911; siehe auch Schreiber, 2020a; Schreiber & Gloor, 2020) weist auf zwei grundsätzlich unterschiedliche Zugänge innerhalb der Psychologie hin, nämlich die Variablenorientierung (auch als Nomothetik bezeichnet) und die Personenorientierung (auch als Idiografik bezeichnet).

In der variablenorientierten Psychologie wird der Fokus auf Variablen und allgemeingültige Gesetzmäßigkeiten gerichtet. Mit möglichst großen Stichproben oder kontrollierten Experimentalbedingungen wird der Kontext – und dadurch auch das Individuum – auf der Suche nach möglichst objektiven Erkenntnissen herauskontrolliert. Die psychologische Forschung, die sich an den standardisierten Versuchsbedingungen der Experimentalpsychologie sowie an einem Objektivitätsanspruch orientiert, versucht, Erkenntnisse (z. B. Mittelwert und Standardabweichung) über bestimmte Variablen (z. B. Intelligenz) sowie Zusammenhänge zwischen Variablen (z. B. Intelligenz und Berufserfolg) zu gewinnen. Als wissenschaftliche Disziplin hat die Psychologie eine jahrzehntelange Tradition der Objektivierung und Variablenorientierung hinter sich. Auf der Suche nach möglichst allgemeingültigen Modellen oder Zusammenhängen werden beispielsweise im Bereich der Persönlichkeitspsychologie Persönlichkeitseigenschaften mithilfe von Fragebogen quantifiziert und mit anderen Variablen wie Schul- oder Berufserfolg in Zusammenhang gebracht. Derselben Logik folgend werden im Bereich der Neuropsychologie kognitive Informationsverarbeitungsprozesse mithilfe von bildgebenden Verfahren quantifiziert und mit Bewusstseins- oder Entscheidungsprozessen in Verbindung gebracht. Im Vordergrund stehen bei einem solchen Vorgehen einzelne Variablen sowie Beziehungen zwischen mehreren Variablen. Gesucht werden allgemeingültige Muster im Sinne von Strukturen, Prozessen oder Zusammenhängen des menschlichen Erlebens und Handelns. Mit Blick auf die Menschenbilder in Abb. 2.1 findet in einer solchen Forschungspraxis – zumindest implizit – primär das Maschinenmodell des Menschen Berücksichtigung. Innerhalb der Psychologie wird der Mensch bis heute über weite Strecken als informationsverarbeitende Maschine betrachtet, die sich in einer objektiv erfassbaren Welt bewegt. Das gilt, wie bereits erwähnt, für die Psychoanalyse und den Behaviorismus genauso wie für die Intelligenzforschung, wie sie heute betrieben und gelehrt wird. Ein solches Menschenbild führt zur Schlussfolgerung, dass KI-Algorithmen den Menschen früher oder später perfekt abbilden und wenn nötig auch überwinden werden.

In der personenorientierten Psychologie wird der Fokus auf das einzelne Individuum gerichtet. Dabei werden Fragen wie die folgenden adressiert: Wie kann eine bestimmte Person charakterisiert werden? Welche Bewerberin oder welcher Bewerber eignet sich besser für eine konkrete Stelle? Menschliches Erleben und Handeln wird analog zur Subjektpsychologie des Menschenbildes des Menschen als Person (siehe Abb. 2.1; Herzog, 2022) als intentional sowie situations- und kontextabhängig betrachtet. In der Anwendung psychologischer Erkenntnisse – z. B. Personalselektion, -entwicklung, Beratung, Coaching oder Therapie – liegt der Fokus praktisch immer auf dem Individuum: Ist ein*e Bewerber*in geeignet für eine Stelle? Wie kann eine bestimmte Person in ihrer Entwicklung unterstützt werden? Anwendungsbezogene Fragestellungen beziehen sich also auf das individuelle Muster des Erlebens und Handelns einer bestimmten Person und somit auf das Menschenbild des Menschen als Person sowie die Personenorientierung.

Die beiden Perspektiven der Variablen- und Personenorientierung können nie ganz unabhängig voneinander betrachtet und angewendet werden (Stern, 1911). So wird für die Beschreibung eines Individuums häufig auf Merkmale (z. B. Extraversion) zurückgegriffen, die aus der variablenorientierten Psychologie (z. B.

Big Five Modell der Persönlichkeit) hervorgegangen sind. Das macht auch in der personenorientierten Psychologie Sinn, wenn dabei der Blick für potenziell einzigartige Merkmale sowie einzigartige Merkmalskombinationen offen bleibt.

Die einzigartigen Merkmale und Merkmalskombinationen von Personen kommen zustande, weil sich Individuen (Phänotyp) aufgrund ihrer einzigartigen Kombination von genetischer Ausstattung (Genotyp; nature) und individueller Lernerfahrung in ihrer Umwelt (nurture) unterscheiden.

Der psychologische Ansatz der Variablenorientierung kann auch mit Prinzipien der Informatik illustriert werden. Im RGB-Bildschirm eines Computers wird eine immense Anzahl von Farbkombinationen mithilfe der Kombination Rot, Grün und Blau erzielt. Aus diesen drei Primärfarben können alle vom menschlichen Auge wahrnehmbaren Farben wie Schwarz, Weiss, und alle Zwischenstufen erkannt werden. Genauso ist die Annahme der variablenorientierten Persönlichkeitsbeschreibung: Durch feine Zwischenstufen dieser Variablen (z. B. Big Five Modell der Persönlichkeit) entstehen (beinahe) unendlich viele unterschiedliche individuelle Persönlichkeiten.

Ein psychologisches Modell, das menschliches Erleben und Handeln nicht nur beschreiben, sondern auch erklären kann, sollte sowohl die variablenorientierte als auch die personenorientierte Perspektive berücksichtigen (Baumert et al., 2017; Cervone & Little, 2019; Môttus et al., 2020; Renner et al., 2020). In Abschn. 2.1 haben wir zwei mögliche Anforderungen an Algorithmen der KI formuliert, die in psychologischen Anwendungsfeldern zum Einsatz kommen. Die Algorithmen sollen den menschlichen „Intellekt" entweder abbilden oder ergänzen können. An dieser Stelle können wir die Anforderung des Abbildens des menschlichen „Intellektes" konkretisieren:

Algorithmen der KI, die in einem Anwendungsfeld der Psychologie zum Einsatz kommen, sollten auf psychologischen Modellen basieren, die sowohl allgemeingültige Gesetzmäßigkeiten (Variablenorientierung) als auch den Einzelfall (Personenorientierung) einbeziehen.

Im Optimalfall können die Algorithmen der KI dafür genutzt werden, für jede Person ein eigenes Modell zu entwickeln, welches das individuelle Erleben und Handeln beschreiben und erklären kann.

2.5 Objektive „Fakten", subjektive Ziele und soziale Narrative im Modell der Persönlichkeits- und Identitätskonstruktion (MPI)

Abb. 2.2 enthält die Grundstruktur des Modells der Persönlichkeits- und Identitätskonstruktion (MPI; Schreiber, 2022). Das MPI kann als Grundlage für das Beschreiben und Erklären menschlichen Erlebens und Handelns verwendet werden und steht exemplarisch für einen Ansatz, der sowohl personen- als auch variablenorientierte Ansätze integriert.

Im MPI (Schreiber, 2022) werden aktuelle Theorien aus der Persönlichkeits- und Laufbahn psychologie integriert. Das MPI basiert auf der erkenntnistheoretischen Perspektive des sozialen Konstruktionismus und orientiert sich primär an der personenorientierten Subjektpsychologie (siehe Abb. 2.1). Gleichzeitig werden im Modell aber auch Erkenntnisse aus der variablenorientierten Psychologie berücksichtigt, die auf allgemeingültige Gesetzmäßigkeiten fokussieren. Abb. 2.2 enthält die zentralen Parameter, die für die Persönlichkeits- und Identitätsentwicklung sowie für eine erfolgreiche Adaptation an die unmittelbare Lebenswelt einer Person relevant sind und so zu einem gelingenden Leben beitragen können.

Die für die Persönlichkeits- und Identitätsentwicklung relevanten Parameter beziehen sich zum einen auf relevante psychologische Inhalte (Abb. 2.2, links):

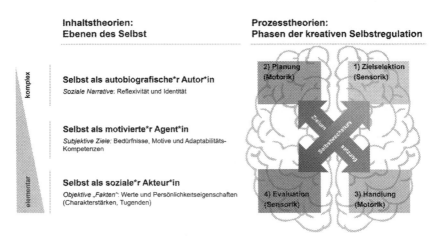

Abb. 2.2 Grundstruktur des Modells der Persönlichkeits- und Identitätskonstruktion (MPI) aus Schreiber (2022)

Welche Inhalte im Sinne von psychologischen Konzepten sind für das menschliche Erleben und Handeln relevant?

Dabei werden drei unterschiedlich komplexe Ebenen der Persönlichkeit unterschieden, die in Bezug zu den Menschenbildern in der Psychologie gesetzt werden können. Es handelt sich um die Ebene der objektiven „Fakten" (Mensch als Maschine), der subjektiven Ziele (Mensch als Organismus, funktional) sowie der sozialen Narrative (Mensch als Person, phänomenologisch). Gemäss McAdams (2013) sowie Savickas (2020) werden die drei Ebenen als Ebene der *sozialen Akteur*innen,* der *motivierten Agent*innen* sowie der *autobiografischen Autor*innen* bezeichnet (Schreiber, 2022). Jede Ebene legt den Fokus auf unterschiedliche Konzepte, anhand derer Menschen ihre Persönlichkeit und Identität konstruieren und die deshalb auch für das menschliche Erleben und Handeln von zentraler Bedeutung sind. Wichtiger als die trennscharfe Unterscheidung der drei Ebenen der Persönlichkeit ist im MPI deren Integration, die auf der Ebene der autobiografischen Autor*innen vollzogen wird: Reflexivität bezieht sich darauf, wie jemand in der Gegenwart auf die Vergangenheit blickt und daraus Schlüsse für die Zukunft zieht. Das kann nur gelingen, wenn die beiden anderen Ebene einbezogen und sowohl Persönlichkeitseigenschaften (sowie Charakterstärken, Tugenden) und Werte der Ebene der sozialen Akteur*innen[1] als auch Adaptabilitäts-Kompetenzen, Bedürfnisse und Motive der Ebene der motivierten Agent*innen integriert werden. Aus dieser Reflexivität resultiert eine Identität, die sich auf unterschiedliche Lebensbereiche wie Beruf, Familie und Freizeit beziehen kann. Bei der Identität geht es um die Frage, wie sich eine Person in ihr soziales Umfeld einbettet. Diese Einbettung in verschiedene Kontexte wird aufgrund des unmittelbaren Bezuges zur sozialen Umwelt kontinuierlich aktualisiert.

Zum anderen beziehen sich die für die Persönlichkeits- und Identitätsentwicklung relevanten Parameter auf psychologische Prozesse (Abb. 2.2, rechts):

---

[1] Persönlichkeitseigenschaften (sowie Charakterstärken, Tugenden) und Werte werden im MPI als objektive „Fakten" bezeichnet (Abb. 2.2). Damit wird zum Ausdruck gebracht, dass die entsprechenden Konzepte (insbesondere die Persönlichkeitseigenschaften) in der psychologischen Forschung häufig als allgemeingültige Konzepte (variablenorientiert) betrachtet werden, die „objektiv" beobachtet werden können und relativ stabil sind, sowohl über die Zeit als auch über verschiedene Situationen hinweg. Natürlich können die Konzepte auch als personenorientiert und unter Einbezug des unmittelbaren Kontextes betrachtet werden. Konkret bedeutet dies, dass sich z. B. eine extravertierte Person in unterschiedlichen Kontexten (z. B. Beruf, Familie) sehr unterschiedlich extravertiert erleben kann.

Welche Prozesse sind für das menschliche Erleben und Handeln relevant?

Als Prozesstheorien werden im MPI die beiden Prozesse Selbstwachstum (Wie entwickle ich mich selbst weiter?) und Zielumsetzung (Wie setze ich meine Ziele um?) von der Theorie der Persönlichkeits-System-Interaktionen (PSI-Theorie; 2010, 2018) übernommen. Die PSI-Theorie bildet das menschliche „Funktionieren" in konkreten Alltagssituationen ab und eignet sich deshalb sehr gut für praktische Kontexte wie Beratung und Coaching. Die beiden Prozesse Zielumsetzung und Selbstwachstum sind entlang der vier Phasen kreativer Selbstregulation nach Quirin et al. (2020) angeordnet: Zielselektion, Planung, Handlung, Evaluation. Die vier Phasen, die bewusst und unbewusst ablaufen können und in denen immer wieder neue Ziele gesetzt und umgesetzt werden, dienen der erfolgreichen Adaptation an das soziale Umfeld und haben dadurch analog zum Organismusmodell des Menschen eine funktionale Ausrichtung.

Kuhl (2010, 2018) geht in der PSI-Theorie davon aus, dass die beiden Hemisphären des menschlichen Gehirns unterschiedliche Qualitäten aufweisen. Während die linke Hemisphäre vorwiegend analytisch und sequenziell funktioniert und dadurch Informationen vergleichsweise langsam verarbeitet, laufen Verarbeitungsprozesse in der rechten Hemisphäre intuitiv, parallel und dadurch auch vergleichsweise schnell ab. Für die in Abb. 2.2 (rechts) aufgeführten Prozesse Zielumsetzung und Selbstwachstum und dadurch auch für das menschliche Erleben und Handeln in allen Alltagssituationen sind beide Hemisphären von großer Bedeutung. In Entscheidungssituationen kann sich ein einseitiger Fokus auf die expliziten und meist bewussten Prozesse der analytischen Intelligenz (linke Hemisphäre) rächen. Das kann sich beispielsweise darin äußern, dass eine Person auch nach vollständigem Analysieren und Abwägen der zur Auswahl stehenden Optionen noch immer unentschlossen ist und sich in einzelnen Details verliert. Aussagen wie «Irgendetwas stimmt noch nicht» oder «Mein Bauch sagt mir, dass noch etwas fehlt» signalisieren, dass die impliziten und meist unbewussten Prozesse der intuitive Intelligenz (rechte Hemisphäre) im Entscheidungsprozess vernachlässigt wurden oder dass die Person keinen Zugriff darauf hat (Schreiber, 2022).

Die Ausführungen zu den Inhalts- und Prozesstheorien machen deutlich, dass der menschliche „Intellekt" sowohl analytisch-sequenzieller als auch intuitivparalleler Natur ist. Algorithmen der KI, die den menschlichen „Intellekt" abzubilden versuchen, sollten entsprechend auch beide Funktionsweisen abdecken können. Die drei Ebenen der Inhaltstheorien können als Raster verwendet werden, wenn es darum geht, Algorithmen der KI zu entwickeln, die menschliches Erleben und Handeln beschreiben und erklären können.

Künstliche Intelligenz (KI)

3.1 Was ist KI?

Gemeinhin wird das Jahr 1956, noch genauer die Sommerkonferenz im Juli und August 1956 am Dartmouth College in New Hampshire als der Start der KI bezeichnet. John McCarthy und Marvin Minsky erhielten von der Darpa[1] finanzielle Unterstützung für die Konferenz, in ihrem Projektantrag verwendeten sie das erste Mal den Begriff „Artificial Intelligence". Erste Erfolge der KI waren dann gefolgt vom „AI Winter", in dem eine Reihe spektakulärer Misserfolge, wie z. B. das Scheitern der automatischen Sprachübersetzung und der Gesichtserkennung in der Periode 1970s bis 1990s dazu führten, dass die Forschungsfinanzierung massiv gekürzt wurde. Allerdings legten gerade die Entwicklungen einer kleinen Gruppe von engagierten Forschern im AI Winter die Basis für die dramatischen Erfolge der KI im 21. Jahrhundert.

Auf der wissenschaftlichen Seite wird im Grundsatz unterschieden zwischen „Artificial Narrow Intelligence" und „Artificial General Intelligence", auf Deutsch auch als „schwache" und „starke" KI bezeichnet (Kurzweil, 2005). „Artificial Narrow Intelligence" löst eine Aufgabe, z. B. ein bestimmtes Muster oder ein Gesicht zu erkennen, während „Artificial General Intelligence" die gesamte kognitive Aufgabe löst, die ein Mensch in einer bestimmten Situation ausführt, z. B. Autofahren in Neapel, Paris oder Peking.

KI verwendet Dutzende von algorithmischen Ansätzen. Es gibt keine allgemein akzeptierte Unterteilung und verschiedene Autor*innen gruppieren die nachstehenden Verfahren in unterschiedliche Untergruppen. Wichtige, teilweise

---

[1] Defense Advanced Research Projects Agency (Forschungs- und Entwicklungsbehörde des Verteidigungsministeriums der Vereinigten Staaten, die für die Entwicklung neuer Technologien zur Nutzung durch das Militär zuständig ist).

P. Gloor und M. Schreiber, *KI in der Psychologie – ist der Mensch eine Maschine?*, essentials, https://doi.org/10.1007/978-3-662-66866-5_3

überlappende Ansätze sind Expertensysteme, wissensbasierte Systeme, maschinelles Lernen (Machine Learning), Natural Language Processing (NLP), Robotik, Machine Vision, und Data Mining. Expertensysteme und wissensbasierte System speichern das Wissen menschlicher Expert*innen in einem eng abgegrenzten Gebiet als Regeln ab, um anschließend durch Abarbeiten dieser Regeln als Entscheidungshilfe Auskunft zu geben. Maschinelles Lernen verwendet unterschiedliche Algorithmen, um automatisch Muster in strukturierten und unstrukturierten Daten zu erkennen. NLP wendet diese Algorithmen auf Sprache an, um z. B. automatisch von Chinesisch auf Deutsch zu übersetzen. Bilderkennung verwendet maschinelles Lernen, um z. B. eine auf Papier gedruckte Seite als Text zu erkennen, oder Hunde- und Katzenbilder zu unterscheiden. Neuronale Netze, die das menschliche Gehirn simulieren, haben in den letzten Jahren gewaltige Fortschritte gemacht und werden häufig für Bilderkennungsaufgaben und NLP verwendet. Daneben gibt es viele weitere KI-Teilbereiche, die häufig nicht klar voneinander abgegrenzt sind.

Auf der praktischen Seite sind Anwendungen der KI im täglichen Leben, wie bereits in Kap. 1 ausgeführt, nicht mehr wegzudenken. Auch abgesehen von autonom fahrenden Autos sind neuere Autos vollgepackt mit KI, beispielsweise Navigationssysteme, die die*den Fahrer*in zum Ziel führen. Im Online-Shopping und Telefon-Kundendienst können Kund*innen häufig nicht mehr unterscheiden, ob sie mit Menschen oder KI-gesteuerten Chatbots interagieren. Auch in der Verbrechensbekämpfung wird KI eingesetzt, um z. B. Kreditkarten-Betrug zu erkennen. Im Online-Shopping werden Werbung und Produktangebot mit KI auf einzelne Kund*innenprofile individuell angepasst. Die gleichen Algorithmen werden auch eingesetzt, um Unterrichtssoftware individuell auf die Bedürfnisse der Studierenden anzupassen. Bei der Zollkontrolle wird bei biometrischen Passkontrollen das Gesicht der Reisenden von einem KI-Gesichtserkennungsprogramm verifiziert. Auch in Computerspielen ist KI nicht mehr wegzudenken. Im Computer-Rollenspiel World of Warcraft beispielsweise kämpft die kollektive Intelligenz menschlicher Teams gegen die künstliche Intelligenz von Monstern, Riesen und Zwergen. Die meisten Roboter verwenden ebenfalls KI-Software, seien es Rasenroboter oder Staubsaugerroboter. Im Personalwesen finden KI-Algorithmen z. B. Anwendung bei der Rekrutierung. Es gibt mittlerweile Dutzende Software-Angebote, die Chatbots für Interviews mit Bewerber*innen anbieten. Auch die Medizin ist mittlerweile ohne Algorithmen der KI nicht mehr denkbar. So würde beispielsweise fMRI ohne KI-Bilderkennung nicht funktionieren.

Das folgende Kapitel beschreibt den Ursprung von KI-Anwendungen sowie konkrete Anwendungsbereiche in der Psychologie. Die Einschätzungen der beiden Autoren bezüglich zahlreicher Anwendungen von KI-Algorithmen in der Psychologie gestalten sich ziemlich unterschiedlich. Aus diesem Grund haben wir uns entschieden, das auf die Anwendungen bezogene Kap. 4 zu ergänzen. Doch zuerst zeigen wir in Abschn. 3.2 auf, in welchen psychologischen Anwendungsbereichen KI-Algorithmen bereits zur Anwendung kommen. Damit möchten wir aber „nur" aufzeigen, in welchen Bereichen die Algorithmen zur Anwendung kommen können. Die kommerzielle Nutzung bedeutet nämlich nicht, dass die Algorithmen auch einer Validierung unterzogen wurden. In den Abschn. 4.1 und 4.2 illustrieren wir deshalb am Beispiel zweier konkreter Projekte der Autoren, wie eine solche psychologische Validierung ablaufen kann und welche Herausforderungen sich dabei für die praktische Anwendung ergeben.

3.2 Ursprung und Anwendungsbereiche

3.2.1 Es begann mit Eliza

Anwendungen der KI in der Psychologie gehen zurück bis in die sechziger Jahre des letzten Jahrhunderts. 1964, lange bevor PCs populär wurden, entwickelte MIT Professor Joseph Weizenbaum Eliza, ein Programm, das einen klinischen Psychologen simulierte. Gleich wie ein Chatbot, trat das Programm in einen Text-Dialog mit den Patient*innen, indem es im Wesentlichen die Worte der Patient*innen, die diese in den Dialog mit Eliza eingaben, wieder an sie zurück spiegelte, mit leichten Modifikationen, ähnlich wie ein Psychotherapeut, der den Patient*innen einen virtuellen Spiegel vorhält. Um Eliza zu programmieren, erfand Weizenbaum seine eigene Programmiersprache, die einen Dialog mit dem Computer ermöglichte, da zu dieser Zeit die Interaktion mit Computern primär mit Lochkarten stattfand. Eliza war in der Anwendung wie ein heutiger Chatbot, allerdings mit hart verdrahteten Antworten, beispielsweise der Standardantwort „erzähle mir von deiner Mutter", wenn Eliza für eine Eingabe kein hart verdrahtetes Antwortmuster bereit hatte. Während Weizenbaum sein Programm vor allem als Beweis für die Unzulänglichkeit des Computers für psychoanalytische Diagnosen verstand, nahmen viele Nutzer*innen von Eliza das Programm als echte Dialogpartnerin wahr. Weizenbaum's eigene Sekretärin bat Weizenbaum, den Raum zu verlassen, während sie sich im Dialog mit Eliza befand, da sie sich in ihrer Privatsphäre gestört fühlte. Mit anderen Worten, Eliza bestand bei vielen Menschen den „Turing Test", der überprüft, ob der Mensch in einem Dialog unterscheiden kann, ob sein*e Dialogpartner*in ein Computer oder ein Mensch ist.

3.2.2 HR Analytics

Im Personalwesen, insbesondere in den USA, wird KI-Software mittlerweile breit eingesetzt. Unter dem Überbegriff „HR Analytics" werden beispielsweise KI-unterstützte Messungen der Mitarbeitendenzufriedenheit, aber auch Messung der Qualität und Verbesserung der Teamarbeit, oder Selektion von Stellenbewerbenden zusammengefasst. Während die Verheißungen von Software-Anbietern groß sind, werden die Versprechen, die HR Analytics Software macht, häufig zum Geschäftsgeheimnis erklärt und so der wissenschaftlichen Verifikation aus dem Wege gegangen – aus der Perspektive der zahlreichen betroffenen Mitarbeitenden und Stellenbewerbenden ein klares No-Go. Allerdings haben Mitarbeitende – zumindest in den USA – keine Wahl, wenn sie sich um eine solche Stelle bewerben wollen. So werden zum Beispiel in den USA zahlreiche Stellen von Computern besetzt. Die Bewerber*innen führen mit Chatbots Textinterviews durch und machen Videointerviews mit einem Bilddaten-Analyseprogramm, das ihre Reaktionen auf provokative Fragen der*des Interviewer*in mithilfe von Videoanalysen auswertet[2]. Das Programm HireVue beispielsweise verspricht faire Auswertung eines mit einem Avatar durchgeführten Interviews, das anschließend die verwendeten Worte und Formulierungen, sowie die emotionalen Reaktionen im Gesichtsausdruck und in der Stimme auswertet. Fairness sollte jedoch nicht versprochen, sondern im Prozess aufgezeigt und transparent gemacht werden. In Interaktion mit einem automatischen Rekrutierungsassistenten eines anderen Herstellers war die Integration in den Rekrutierungsprozess so nahtlos, dass 73 % der anschließend befragten Stellenbewerber annahmen, dass sie mit einem Menschen, und nicht mit einem Bot kommuniziert hatten[3]. Dabei stellt sich jedoch die Frage, ob das ein sinnvolles Kriterium für die Nutzung von KI-Algorithmen ist. Bei der Validierung der KI-Algorithmen und vor deren Anwendung sollte nicht nur darauf geachtet werden, wie die Algorithmen von den Menschen wahrgenommen werden, sondern auch darauf, ob die Algorithmen entweder den menschlichen

---

[2] https://www2.deloitte.com/us/en/insights/focus/human-capital-trends/2017/predictive-hiring-talent-acquisition.html (Stand 29. Dez. 2022).

[3] https://www.cnbc.com/2018/03/13/ai-job-recruiting-tools-offered-by-hirevue-mya-other-start-ups.html (Stand 29. Dez 2022).

„Intellekt" abbilden oder diesen durch objektive Parameter ergänzen können (siehe Kap. 2).

3.2.3 Erkennen und Behandeln von psychischen Störungen

Mittlerweile gibt es verschiedene Smartphone Apps, die versprechen, eine Therapie zu ersetzen. Das Spektrum reicht hier sehr weit, von Apps, die lediglich eine Passung zwischen Patient*innen und menschlichen Psycholog*innen durchführen, bis hin zu Apps, die vollkommen auf KI-Algorithmen setzen. In den Google und Apple App Stores hat es mittlerweile Hunderte von Apps, die versprechen, eine psychologische Diagnostik vorzunehmen, entweder als Vorstufe zu einer Interaktion mit menschlichen Psycholog*innen, oder sogar vollkommen autonom[4]. Die App „Depression CBT Self-Help Guide" beispielsweise bietet einen Selbst-Test im Sinne einer kognitiven Verhaltenstherapie (cognitive behavioral therapy) an, um selbstzerstörerische Gedankenmuster sowie deren Schweregrad zu erkennen, und schlägt anschließende Therapiemaßnahmen vor. Ebenso gibt es Apps, um bipolare Störungen (bipolar disorder) zu erkennen und therapieren (eMoods), um Personen mit Aufmerksamkeitsdefizit-/Hyperaktivitätsstörung (ADHS) (attention deficit hyperactivity disorder) zu helfen, ihren Tag zu organisieren (todoist), und Betroffenen von posttraumatischen Belastungsstörungen (post traumatic stress disorder) zu helfen, ihre Symptome zu diagnostizieren, und das tägliche Leben zu organisieren (PTSD Coach).

Diese Apps sind alle primär text-orientiert, indem Patient*innen via Texterkennung mit den Algorithmen der KI kommunizieren. Im Kontext der Meditation und Mindfulness gibt es eine zweite Kategorie von Anwendungen, die direkt an die Hirnwellen anknüpfen. Das Muse Headband beispielsweise gibt vor, bei der Meditation zu helfen, indem ein Hirnwellentracker um die Stirn getragen wird, der die gemessenen Hirnwellen auf ein Smartphone überträgt. Das Muse Headband soll dann ein direktes Feedback über den Gemütszustand geben können, damit die Träger*innen des Headbands schneller und konstanter einen ausgeglichenen meditativen Zustand erreichen können.

Mittlerweile werden auch professionelle EEG Geräte eingesetzt, um die Hirnwellen von depressiven Patient*innen zu analysieren, und depressive Episoden

---

[4] https://www.verywellmind.com/best-mental-health-apps-4692902 (Stand 29. Dez. 2022).

frühzeitig zu erkennen[5]. Allerdings sind diese Anwendungen noch in der akademischen Phase und sie werden noch nicht kommerziell genutzt. Dies auch deshalb, weil EEG Messungen sehr aufwendig sind. Ein anderes Team von Forschenden verwendet Fitnesstracker, um Muster von psychischen Krankheiten durch Analyse der Schlafmuster, Herzschlag, Kalorienverbrauch, und tägliche Schrittzahl frühzeitig zu erkennen[6]. Allerdings befindet sich auch diese Anwendung noch in einem frühen Forschungsstand. Das Problem dieser Lösungsansätze ist der Aufbau einer Patient*innendatenbank, die genügend Datensätze enthält, um die Daten für das Trainieren eines Maschinenlern-Ansatzes verwenden zu können.

3.2.4 Experiment durch Erkennen aktivierter Hirnregionen durch fMRI

Mittlerweile wird sogar behauptet, dass KI-Algorithmen auch direkt Gedanken lesen können. In Experimenten wurde nicht nur die Hirnaktivität gemessen, sondern sie wurde auch direkt angesteuert, um Reaktionen auszulösen. fMRI (functional Magnetic Resonance Imaging) misst Gehirnaktivität durch den Blutfluss im Gehirn, und kann dadurch beispielsweise feststellen, welches Bild jemand anschaut oder sich vorstellt – beispielsweise ob die Person an Sex oder ans Essen denkt. fMRI wird auch verwendet für die Kommunikation mit Personen, die noch bei Bewusstsein sind, aber den Gebrauch ihrer Organe und die Sprache verloren haben. Der fMRI-Scanner kann Muster erkennen und so «locked-in» Patient*innen ermöglichen, mit der Außenwelt zu kommunizieren[7]. fMRI-Muster können depressive Gedanken erkennen lassen oder auch einen Film, den ich gerade schaue, oder meine Träume. Die fMRI Grundlagentechnologie hat in den letzten Jahrzehnten keine grossen Fortschritte mehr erzielt, es sind die Quantensprünge in der Entwicklung der KI-Algorithmen, die in Richtung dieser radikalen neuen Anwendungen träumen lassen.

---

[5] https://scopeblog.stanford.edu/2020/06/24/ai-predicts-effective-depression-treatment-based-on-brainwave-patterns/ (Stand 29. Dez. 2022).

[6] https://www.euronews.com/next/2022/10/22/scientists-are-using-fitness-trackers-and-ai-to-detect-depression-with-80-accuracy (Stand 29. 12. 2022).

[7] https://www.newyorker.com/magazine/2021/12/06/the-science-of-mind-reading   (Stand: 28.12.2022).

3.2.5 Messen hormonaler Reaktionen, z. B. Stress aus Speichel

Der Versuch des direkten Messens von Emotionen durch hormonelle Veränderungen in Blut oder Speichel hat eine lange Geschichte. Diese Art der Anwendung wird auch als Biopsychologie bezeichnet. So wurde beispielsweise gezeigt, dass durch Erhöhung des Oxytozin-Gehalts im Blut durch das Sprühen von Oxytozin in die Nase die Vertrauensseligkeit einer Person erhöht werden kann (Zak et al., 2007). In aggressiven Menschen ist der Testosteronspiegel erhöht, beispielsweise bei Sträflingen, die Gewaltverbrechen begangen haben. Das Stresshormon Cortisol ist ein zuverlässiger Anzeiger von übermäßigem Stress. Während für diese Messungen früher die Abnahme von Blut nötig war, gestattet die Kombination von neuen Mikrochips und KI-Algorithmen die zeitaktuelle Messung solcher Hormone direkt aus dem Speichel. In Kombination mit der Erkennung von Emotionen durch KI-unterstützte Gesichtserkennung kann so versucht werden, Persönlichkeitseigenschaften von Individuen automatisch zu schätzen.

3.2.6 LaMDA – KI mit Bewusstsein?

Google Programmierer Blake Lemoine ist überzeugt, dass das Computerprogram LaMDA (Language Model for Dialogue Applications), das er mithalf zu entwickeln, ein eigenständiges Bewusstsein entwickelt hat. Damit reiht er sich ein in eine lange Reihe von Menschen, die dem Computer menschliche Intelligenz zusprechen. Angefangen mit Weizenbaums Sekretärin, die Eliza einem menschlichen Psychotherapeuten gleichstellte, hin zu den Interview-Kandidat*innen, die annehmen, dass deren KI-analysierte Bewerbungsinterviews von Menschen durchgeführt werden, bis hin zu Blake Lemoine haben alle diese Menschen das Gefühl, nicht mit einem Computer, sondern mit einem anderen Menschen mit eigenständigem Bewusstsein zu kommunizieren. Für Blake war es besonders naheliegend, diesen Eindruck zu entwickeln, da die Aufgabe von LaMDA darin besteht, einen möglichst menschenähnlichen, alltagssprachlichen Dialog anzubieten. Im Juni 2022 verkündete er diese Einsicht in einem Interview mit der Washington Post[8]. Die anderen Mitarbeitenden von Google teilten allerdings Blake's Überzeugung nicht, und beschrieben die Funktionalität von

---

[8] https://www.washingtonpost.com/technology/2022/06/11/google-ai-lamda-blake-lemoine/ (Stand: 28.12.2022).

LaMDA als ein besonders flexibles automatisches Mustererkennungsprogramm[9]. Auch ChatGPT, OpenAI's Konkurrenzprodukt von Google's LAMDA, hat kein Bewusstsein. Beide Programme können nur das widergeben, was ihnen einprogrammiert wurde. Genauso wie LaMDA fehlt auch ChatGPT eine eigenständige Kreativität.

---

[9] https://www.nytimes.com/2022/08/05/technology/ai-sentient-google.html   (Stand: 28.12.2022).

Anwendungsbeispiele

4.1 Erkennen von Persönlichkeitseigenschaften durch Anschauen eines Videos

Anhand eines Beispielprojekts, das vom Team von Peter Gloor durchgeführt wurde, illustrieren wir hier den Einsatz der KI, um automatisch die Persönlichkeitseigenschaften einer Person zu berechnen (Gloor et al., 2021). Es handelt sich hier um eine variablenorientierte KI-Anwendung in der Psychologie. Die Hypothese dieses Forschungsprojekts war, dass die emotionale Reaktion einer Person, wenn diese eine Sequenz von provokativen Videos anschaut, von deren Persönlichkeitseigenschaften abhängt. Ein*e Anhänger*in traditioneller Werte und von Autorität beispielsweise schaut mit Begeisterung ein Video mit Kriegssequenzen, während eine Person mit pazifistischer Grundeinstellung dieses Video mit Abscheu anschaut. Bereits Darwin hat festgestellt, dass Basisemotionen wie Freude, Trauer, Abscheu und Wut bei allen Menschen gleich ausgedrückt und auch gegenseitig erkannt werden. Heute wird die Universalität dieser Erkenntnis zwar infrage gestellt (Barrett, 2017), aber nichtsdestotrotz werden mittlerweile KI-Gesichtsemotionserkennungssysteme angeboten, die mit über 80 % Genauigkeit den Gemütszustand einer Person anhand des Gesichtsausdrucks erkennen. Dies ist bei weitem genauer, als der Mensch es kann, dessen Genauigkeit liegt in der Regel bei weniger als 50 %. Zur Bestimmung der Messgenauigkeit wird die menschliche Emotionserkennung als Goldstandard (ground truth) genommen, indem jedes Bild mehreren Menschen gezeigt wird, die dann mit mindestens 70 % Übereinstimmung die gleiche Emotion erkennen müssen.

Kommentar Marc Schreiber

Hier zeigt sich die variablenorientierte Vorgehensweise von KI-Algorithmen, die auch innerhalb der psychologischen Forschung Überhand genommen hat in den letzten Jahrzehnten: Während sich der Mensch in seiner phylo- und ontogenetischen Entwicklung optimal auf das kontextspezifische Erkennen von Emotionen des Gegenübers eingestellt hat und dabei sowohl Mimik, Gestik, Körperhaltung als auch die Interaktion (Inhalt, Intonation und Stimmlage) sowie den sozialen Kontext einbezieht, wird das Setting durch den Einbezug von KI-Algorithmen auf einzelne Parameter reduziert, die messbar sind. Dadurch wird der Fokus nicht auf das Wesentliche gerichtet.

Dieser Punkt kann durch den Einbezug multimodaler Emotionserkennung reduziert werden. In der Forschung am MIT Center for Collective Intelligence werden Gesichts-Emotionserkennung, Stimm-Emotionserkennung, Text-Emotionserkennung, und Körperhaltungs-Emotionserkennung miteinander kombiniert.

Kommentar Marc Schreiber

Der Kritikpunkt, dass „nur" die gerade verfügbaren Parameter gemessen werden, bleibt bestehen. Zudem stellt sich die Frage, ob die multimodale Emotionserkennung im menschlichen Alltag praktikabel, respektive ob das überhaupt ein Gewinn ist.

Ein weiterer Kritikpunkt bezieht sich darauf, dass ein Goldstandard verwendet wird – nämlich die menschliche Emotionserkennung über ein Gesichtsbild – von dem gesagt wird, dass er nicht genau ist (Genauigkeit < 50 %). Trotz dieser Ungenauigkeit wird in der Folge eine 70 %-ige Übereinstimmung über mehrere Personen hinweg als Goldstandard für die Emotionserkennung definiert und die KI-Algorithmen werden darauf ausgerichtet, diesen (ungenauen) Goldstandard zu reproduzieren. Letztendlich muss festgehalten werden, dass nicht ganz klar ist, was durch diesen Goldstandard gemessen wird.

Vorschlag für einen besseren Goldstandard: Menschen, die miteinander in Interaktion treten und auf dieser Grundlage mit all ihren Sinnen und ihrem gesamten Erfahrungshintergrund die Emotion des Gegenübers sowie die eigene einschätzen. Selbst dieser Goldstandard wäre nicht perfekt, weil er immer noch ausklammert, dass Emotionen über weite Strecken implizit und deshalb nur sehr schwer erfassbar sind.

Abb. 4.1 illustriert das entwickelte System. Der Betrachter schaut 15 provokative Videosequenzen an, während die Kamera des Computers seine Emotionen in Echtzeit erkennt und im Netz speichert. Basierend auf einem vorgängig trainierten Maschinenlern-Modell werden anschließend seine Big Five Persönlichkeitseigenschaften (Costa & McCrae, 2008), seine moralischen Grundwerte (Graham et al., 2013), seine ethischen Werte (Schwartz & Bilsky, 1987), und sein Risikoverhalten (Blais & Weber, 2006) vorhergesagt.

Abb. 4.2 illustriert, wie das System aufgebaut wurde. 80 Probanden füllten die 4 oben erwähnten Persönlichkeitsfragebogen aus und schauten anschließend die 15 emotional provokativen Videos. Mit den gespeicherten Gesichtsemotionen wurde anschließend ein Maschinenlern-Modell entwickelt, das künftig automatisch mit einer Genauigkeit von 71 bis 87 % die Persönlichkeitseigenschaften vorhersagt, basierend auf dem Gesichtsausdruck des Betrachters der 15 Videos. Aus dem Gesichtsausdruck wird beim Betrachten der einzelnen Videos von der

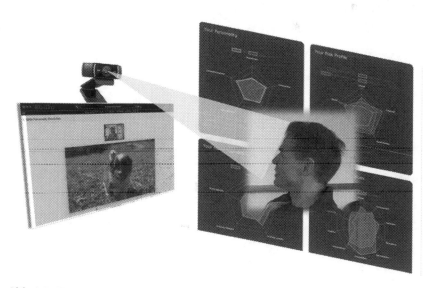

Abb. 4.1 Experiment zur Erkennung von Persönlichkeitseigenschaften durch Anschauen eines Videos

KI für jede Person eine der folgenden Emotionen geschätzt: Freude, Trauer, Wut, Furcht, Abscheu, Überraschung sowie neutral. Daraus wird in der Folge ebenfalls von der KI für jede Person und jede Persönlichkeitseigenschaft geschätzt, ob die Person im Vergleich zu anderen Personen eher im unteren, mittleren oder oberen Drittel zu liegen kommt.

Kommentar Marc Schreiber
Nebst der bereits angemerkten Ungenauigkeit bezüglich der Emotionserkennung (problematischer Goldstandard sowie ungenaue Schätzung durch die KI-Algorithmen), entsteht beim Schätzen der Persönlichkeit eine weitere Ungenauigkeit (Genauigkeit von 71 bis 87 %). Hier wird jetzt der Persönlichkeitsfragebogen als neuer Goldstandard genommen, was aus psychologischer Sicht zwar „state-of-the-art" ist, aber auch wieder die Variablenorientierung in den Vordergrund stellt. Weniger „state-of-the-art" ist hingegen die Typologisierung (unteres, mittleres, oberes Drittel). Sie bewirkt eine „unnötige" Vereinfachung der Datenstruktur zugunsten der Schätzgenauigkeit. Um eine „zufällige" Einteilung einer Person in eine der drei Kategorien zu vermeiden, sollten bei der Typologisierung Konfidenzintervalle einbezogen werden.

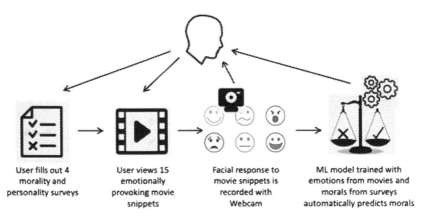

Abb. 4.2 Schritte des KI Systems zur Berechnung der Persönlichkeitseigenschaften durch Anschauen eines Videos

Die KI-Algorithmen führen bei sehr großen Stichproben, die unabding-
bar sind für komplexe Modellrechnungen, zwangsläufig zu signifikanten
Ergebnissen. Diese sagen aber nichts aus über die Bedeutsamkeit der
Ergebnisse (Effektstärke). Diese sollte zwingend thematisiert werden, wenn
es um die Frage geht, ob ein KI-Algorithmus in einem psychologischen
Kontext angewendet wird oder nicht.

Die Varianzaufklärung für die einzelnen Persönlichkeitseigenschaften ist im
Regressions-Modell zwar signifikant, aber mit einer relativ geringen Effektstärke.
Allerdings ist genau das der Vorteil der KI-Algorithmen: Signifikante Koeffizi-
enten in durch die KI individuell kombinierten Modellen führen anschließend zu
einer dem Menschen weit überlegenen Genauigkeit von bis zu 87 %. Das bedeutet, dass für die entsprechende Eigenschaft mit 87 %-prozentiger Genauigkeit
vorhergesagt werden kann, in welchem Drittel die Person bei dieser Eigenschaft
zu liegen kommt.

Da der Betrachter die Möglichkeit hat, die Persönlichkeitsfragebogen zusätzlich zum Betrachten der Videos manuell auszufüllen, wächst zukünftig die
Trainingsdatenbank, und damit wird auch die Genauigkeit der Vorhersagen stei-
gen. In diesem Projekt wird der Mensch auf eine Liste von Variablen reduziert,
indem allgemeine Grundmuster („wer Donald Trump gut findet, hat traditionelle
Grundwerte") über eine Menge von Personen generalisiert werden. Dieses Grundmuster wird anschließend für die gesamte Variablenliste wieder auf eine einzelne
Person angewendet.

Kommentar Peter Gloor
Dieses Projekt illustriert beispielhaft die Vorteile der KI, indem zwei
menschliche Schwächen, nämlich 1) sich selbst zu kennen, und 2) Emotionen anderer korrekt zu lesen, durch AI kompensiert werden. Emotionen korrekt aus dem Gesicht abzulesen wird durch ein aggregiertes
Maschinenlern-Modell ausgeführt, das in früheren Projekten entwickelt
wurde: Gesichtsemotionserkennung ist ein aktives Forschungsgebiet das
momentan von Tausenden von Forschenden bearbeitet wird. Anschließend
wird diese Erkenntnis angewendet, um eine weitere menschliche Schwäche
zu kompensieren, nämlich sich selbst zu kennen: Es wurde festgestellt, dass
in Fragebogenbasieren Persönlichkeitsfragebogen Familienmitglieder und
enge Freunde besser in der Lage waren, die Persönlichkeit eines Menschen

zu beurteilen, als der Betroffene selbst. Mit der Aggregation der emotionalen Reaktion des Betroffenen auf emotional aufwühlende Film-Sequenzen kombiniert die AI die Reaktionen aller Personen, die diese Film-Sequenzen je geschaut haben, vergleicht deren Reaktion mit den aggregierten Persönlichkeitseigenschaften, um dann daraus die Persönlichkeitseigenschaften des einzelnen Betrachters abzuleiten. Damit ist dieses Projekt ein Paradebeispiel einer variablenorientierten psychologischen KI-Anwendungen.

Kommentar Marc Schreiber
Menschen bereitet es zwar durchaus Mühe, den roten Faden der eigenen Identität zu „spinnen". Aber in den meisten Fällen gelingt es ihnen sehr gut, die eigene Lebenserfahrung aus den verschiedenen Lebensbereichen zu integrieren und eine in sich stimmige Persönlichkeit und Identität zu entwickeln. Dabei werden auch die Rückmeldungen aus dem unmittelbaren Umfeld einbezogen. Dass der Computer eine Person „besser" beschreiben können soll, ist eine reine Spekulation, die alle in diesem Kapitel aufgeworfenen Kritikpunkte außer Acht lässt. Auch der Aussage, dass Familienmitglieder und enge Freunde eine Person besser beschreiben können als die Person selbst, stimme ich nicht zu. Es handelt sich bei den verschiedenen Einschätzungen einfach um unterschiedliche Perspektiven, die im Alltag sehr gut integriert werden können.

Im hier vorgestellten Projekt geht es eigentlich darum, den menschlichen „Intellekt" abzubilden. Dazu wäre ein psychologisches Modell wichtig, das aufzeigt, wie die Parameter (Persönlichkeitseigenschaften, moralische Grundwerte, ethische Werte und Risikoverhalten) zueinander stehen und wie Unterschiede zwischen Personen erklärt werden können. Ohne psychologisches Modell sind die KI-Algorithmen nicht nachvollziehbar und müssen als mehr oder weniger zufällige Zahlenspielerei bezeichnet werden. Dass dabei gewisse Muster auftauchen, ist zwar nicht erstaunlich, aber kein Beweis für die Validität des Algorithmus.

4.2 Erkennen von Persönlichkeitseigenschaften und Motiven auf der Basis einer verfassten Geschichte

Das zweite Beispielprojekt basiert auf dem in Abschn. 2.5 beschriebenen MPI. Im Rahmen des praxisbezogenen Forschungsprojektes werden die drei inhaltsbezogenen Ebenen des MPI, nämlich die Ebenen der objektiven „Fakten", der subjektiven Ziele sowie der sozialen Narrative mithilfe von KI-Algorithmen miteinander verbunden. Die Datenbasis stammt aus der Plattform Laufbahndiagnostik (ZHAW/IAP, 2022), die für Laufbahnberatungen sowie Coachings von verschiedenen Beratungspersonen genutzt wird. Die Daten wurden also nicht für das Forschungsprojekt erhoben, sondern das Forschungsprojekt wurde aufgesetzt, um die vorhandenen Daten aus der Praxis auszuwerten und um die Nützlichkeit von KI-Algorithmen für Laufbahnberatungen und Coachings zu untersuchen.

Konkret geht es um die Frage, ob aus personenorientiertem Textmaterial, welches das soziale Narrativ von Klient*innen abbildet, auf variablenorientierte Motivprofile (subjektive Ziele) sowie variablenorientierte Persönlichkeitsprofile (objektive „Fakten") geschlossen werden kann (Abb. 2.2). Das Textmaterial wird mithilfe des Arbeitsmittels Ressourcenbilder auf der Plattform Laufbahndiagnostik (ZHAW/IAP, 2022) generiert. Dabei werden Klient*innen eingeladen, ein Favoritenbild zu wählen, spontane Assoziationen und Gefühle zum Bild zu reflektieren und aufgrund des gewählten Bildes eine Geschichte zu verfassen. Die Geschichte sowie die Reflexionsfragen werden in der Beratung genutzt, um relevante Aspekte der Persönlichkeit daraus abzuleiten. Im Beratungsprozess können dadurch sowohl Motive und Persönlichkeitseigenschaften als auch Lebensthemen und Bedürfnisse abgeleitet werden. Das gewählte Bild sowie die verfasste Geschichte werden als Teil des sozialen Narrativs betrachtet. Im Forschungsprojekt überprüfen wir, ob mithilfe von KI-Algorithmen aus den verfassten Geschichten Fragebogenprofile, die von den Klient*innen ebenfalls auf der Plattform Laufbahndiagnostik ausgefüllt wurden, prognostiziert werden können. Es handelt sich bei den Fragebogen um die deutschsprachige Version der Big Five Aspect Scales (BFAS-German) (Mussel & Paelecke, 2018) und um das Motivprofil gemäß dem Zürcher Modell (MPZM) (Schönbrodt et al., 2009). Die BFAS-G umfassen die fünf Big Five Dimensionen Extraversion, Neurotizismus, Offenheit/Intellekt, Gewissenhaftigkeit und Verträglichkeit mit je zwei untergeordneten Aspekten und das MPZM umfasst die fünf Motive Bindung, Unternehmungslust, Macht, Geltung und Leistung gemäss dem Zürcher Modell der sozialen Motivation (ZMSM) (Bischof, 1993). Zahlreiche Publikationen aus dem Gebiet des NLP

(z. B. Biondi et al., 2017; Park et al., 2015), einem Teilgebiet innerhalb der KI-Forschung, lassen die Vermutung zu, dass aus Textmaterial auf Persönlichkeits- und Motivaspekte geschlossen werden kann.

Im Projekt hat sich gezeigt, dass weder die vom KI-Algorithmus aus den verfassten Geschichten prognostizierten Persönlichkeits- (n = 175) noch die Motivausprägungen (n = 349) mit den entsprechenden Fragebogenprofilen korrelieren. In einem zweiten Schritt haben wir versucht, jeweils die höchste Persönlichkeits- und Motivausprägung für jede Person durch den KI-Algorithmus zu prognostizieren. Auch hier hat sich gezeigt, dass der KI-Algorithmus nicht besser abschneidet, wie wenn man bei jeder Person einfach die Persönlichkeits- und Motivausprägung nimmt, die in der jeweiligen Stichprobe den höchsten Mittelwert erreicht und deshalb statistisch gesehen auch am wahrscheinlichsten ist. Die Ergebnisse zeigen, dass die Prognose von Persönlichkeits- und Motivprofilen aus den Geschichten nicht funktioniert, weil die Prognosekraft der KI-Algorithmen eine zufällige Prognose kaum übertrifft. Dabei zeigt sich auch, dass die Lernkurve der KI-Algorithmen für die Prognose sehr flach verläuft. Es kann also angenommen werden, dass die Prognosekraft der KI-Algorithmen auch bei einer größeren Stichprobe nicht viel höher ausfallen würde. Hätte die Vorhersage der Persönlichkeits- und Motivprofile funktioniert, so wäre das hilfreich gewesen für Laufbahnberatungs- und Coachingprozesse. Die Persönlichkeits- und Motivprofile hätten dann, mithilfe der KI-Algorithmen, direkt aus den von den Klient*innen verfassten Geschichten abgeleitet werden können.

Kommentar Peter Gloor

Der im obigen Projekt verwendete „KI"-Algorithmus (TFI/IDF) entspricht dem „Information Retrieval Ansatz", der in den siebziger Jahren entwickelt wurde, und der die Worthäufigkeit in den Text-Teilen miteinander vergleicht. In einem Seminar von mir haben Studierende mit einem kleineren Datensatz desselben Projektes komplexere KI-Algorithmen eingesetzt, die neue NLP-Algorithmen wie BERT (Devlin et al., 2018) einsetzen, die beispielsweise Synonyme verwenden, um eine Wahrscheinlichkeitsverteilung der gebrauchten Worte zu berechnen (Gottschling et al., 2022). Dabei wurden vielversprechende Resultate erzielt, die meiner Meinung nach zeigen, dass dieser Ansatz mit neuesten KI-Algorithmen und einem größeren Datensatz funktionieren wird.

Die in der Projektbeschreibung dargestellte Argumentation erinnert mich an ein Meeting mit Computergrafik-Koryphäen einer Schweizer Spitzenuniversität Anfang des 21. Jahrhunderts. Der berühmteste Teilnehmer erklärte damals, dass Computer nie in der Lage sein würden, Gesichter eindeutig zu erkennen, es sei wissenschaftlich bewiesen, dass das nicht funktionieren könne. Es gab damals bereits Computeralgorithmen, die mit 20 bis 30 % Genauigkeit Gesichter erkannten, aber es gelang niemandem, die Genauigkeit soweit zu steigern, dass Computer für diesen Zweck eingesetzt werden konnten. „Fast forward 10 Jahre", und Clearview AI kann einem beinahe beliebigen Gesicht-Foto einer Person in der westlichen Welt den Namen zuordnen.

In dem in diesem Abschnitt beschriebenen Projekt sind wir auf der Stufe des Computergrafik-Professors in 2004. Im Moment wird die Persönlichkeit einer Person aus deren Worten besser als zufällig, aber nicht besser, als es der Mensch mit konventionellen Mitteln kann, erkannt. Für mich ist es lediglich eine Frage der Verfügbarkeit von größeren Datenmengen und einer Verbesserung der KI-Algorithmen, bis der Computer dem Menschen in der Erkennung der Persönlichkeit aus „ehrlichen Signalen" wie Wortgebrauch, Sprechweise, aber auch, wie im oberen Beispiel beschrieben, Gesichtsausdruck und Körperhaltung, bei weitem überlegen sein wird.

Probleme der KI

5

5.1 Überschätzung der KI

Da die KI-Software-Werkzeuge mittlerweile sehr mächtig sind und eine Benutzeroberfläche ähnlich zu Excel anbieten, ist die Gefahr groß, dass mithilfe dieser Tools Vorhersagen und Berechnungen angestellt werden, die falsch sind oder mit einer enormen Ungenauigkeit einhergehen. Einer der häufigsten Fehler, den KI-Noviz*innen machen, ist «Overfitting to the training dataset», das heißt, dass das automatische maschinelle Lernsystem für die Trainingsdaten, mit denen das System trainiert wird, eine hohe Genauigkeit, häufig über 90 %, verspricht. Wenn dann das gleiche maschinelle Lernmodell mit neuen Daten ausgeführt wird, geht die Genauigkeit radikal zurück und entspricht häufig nur noch einer Zufallsverteilung.

Ein weiteres Problem bei der Anwendung von KI-Algorithmen in der Psychologie wird durch die in Abschn. 3.2 beschriebene Reaktion von Weizenbaum's Sekretärin sowie die Einschätzung von Blake Lemoine aufgezeigt. Dabei geht es darum, dass dem Computer umfassende menschliche Intelligenz zugesprochen wird, wenn er sich in Teilbereichen weitgehend menschenähnlich verhält. Weizenbaum's Sekretärin und Blake Lemoine ignorieren alle anderen Bereiche der Psychologie, in denen Eliza und LaMDA keine vorgefertigten Antworten anzubieten haben. Menschenähnliche Intelligenz wird also mit menschlicher Intelligenz verwechselt.

5.2   Was ist messbar – ist individuelles Handeln vorhersehbar?

Schon Science Fiction Autor Isaac Asimov hat in seiner „Foundation" Reihe von Romanen gesagt, dass das Verhalten großer Menschenmengen vorhergesagt werden kann, während es unmöglich ist, das Verhalten des Einzelnen vorherzusagen. Er beschreibt den Mathematiker Hari Seldon, der eine neue algorithmische Wissenschaft, die „Psychohistory" einführt, die mit komplexen wahrscheinlichkeitstheoretischen Modellen die Zukunft der Bevölkerung von Tausenden von Planeten auf Tausend Jahre hinaus vorhersagen kann. Allerdings hat Hari Seldon nicht mit dem Mutanten „The Mule" gerechnet, der durch seine Fähigkeit, die Emotionen von großen Menschengruppen zu beeinflussen, die Mathematik der Psychohistory durcheinanderbringt, und damit die Vorhersagegenauigkeit zerstört. Das entspricht der Unterscheidung zwischen Variablen- und Personenorientierung in der Psychologie. Psychohistory basiert auf der Variablenorientierung, in der generell gültiges Verhalten von Einzelvariablen aus der Aggregation von grossen Menschenmassen abgeleitet wird. Aber wie Asimov am Beispiel des „Mules" beschreibt, ist es nicht möglich den Einzelnen korrekt und umfassend zu beschreiben, ausser wir haben ein geschlossenes System, in dem alle Eingangsvariablen bekannt und messbar sind. In einem Gedankenexperiment würde das für Seldon's Psychohistory heißen, dass seine Mathematik die DNA jedes einzelnen Lebewesens sowie alle Umwelteinflüsse modellieren kann, und damit auch das Erscheinen eines Mutanten vorhersagen kann. Das ist eine Voraussetzung, die bis auf weiteres auch eine Quantencomputer-gestützte KI nicht erfüllen kann.

5.3   Häufig gibt es keinen geeigneten Goldstandard

KI-Algorithmen benötigen eine geeigneten Goldstandard (ground truth) und große Datensätze, anhand derer sie trainiert werden können. So kann ein KI-Algorithmus für die Vorhersage von Fragebogenprofilen trainiert werden, wie in den Anwendungsbeispielen in Kap. 4 beschrieben. Damit wird das psychologische Konstrukt „Persönlichkeit" jedoch auf einzelne Fragebogenprofile reduziert. Dabei wird meist von zeit- und über Situationen hinweg stabilen Persönlichkeitseigenschaften ausgegangen. Genauso wie in der variablenorientierten psychologischen Forschung werden auch in der KI-Forschung diejenigen Goldstandards verwendet, anhand derer mit möglichst wenig Aufwand möglichst große Stichproben generiert werden können. Die Problematik eines solchen Vorgehens besteht darin, dass nicht die Qualität, sondern die Verfügbarkeit und

Messbarkeit eines Goldstandards im Vordergrund steht. Dies, obwohl für das menschliche Erleben und Handeln zahlreiche implizite Ebenen (z. B. implizite Motive), die nicht verlässlich gemessen werden können, eine wesentliche Rolle spielen. Das mündet in eine KI-Forschung, die ausschließlich den „messbaren Teil dieser Welt" abdeckt. Besser wäre es, analog zum MPI in Abb. 2.2, mehrere inhaltliche und Prozessebenen einzubeziehen, wenn es darum geht, menschliches Erleben oder Handeln zu beschreiben und erklären.

5.4 Intransparenz von KI

Die große Gefahr beim Anwenden der KI-Algorithmen besteht darin, dass diese sowohl für die Anwender*innen als auch für die Erfinder*innen selbst oft intransparent sind. Dennoch gerät bei der Anwendung der KI-Algorithmen deren Ungenauigkeit häufig in den Hintergrund. Eine Teilrichtung der KI, die „explainable AI", versucht Abhilfe zu schaffen, indem Programmierer*innen verstehen sollen, was die KI genau macht. Leider wird dieses Prinzip vor allem in der kommerziellen Softwareentwicklung sehr häufig verletzt.

Bei der Intransparenz in der Anwendung liegt das Problem zusätzlich darin, dass Algorithmen der KI nicht „objektiv" entwickelt werden. Im Entwicklungsprozess der KI-Algorithmen werden zahlreiche subjektive Entscheidungen getroffen. Die Entscheidungen beziehen sich beispielsweise auf unterschiedliche Methoden sowie den verwendeten Goldstandard (ground truth), auf den der Algorithmus trainiert wird.

Im Zusammenhang mit der Forderung nach Transparenz kann die Firma OpenAI[1] erwähnt werden. Sie hat in den letzten Monaten mit zahlreichen Neuentwicklungen auf sich aufmerksam gemacht. Zum einen ChatGPT, eine Anwendung des GPT-3- und des Lambda-Algorithmus, der Texte und Kommunikation simuliert und dabei auf die gesamten Internet-Inhalte zum Zeitpunkt der Entwicklung des Algorithmus (Ende, 2021) zurückgreift, und zum anderen DALL·E 2, ein Algorithmus, der aus einer Bildbeschreibung verschiedene Bildvorschläge „zeichnet". Die Funktionen von ChatGPT und DALL·E 2 sind äußerst beeindruckend und die Ergebnisse erwecken den Eindruck, dass es sich dabei um eine menschenähnliche Intelligenz handelt. Wer die Funktion ChatGPT nutzt, sollte sich dessen bewusst sein, dass der resultierende Output sich auf die Welt zum Zeitpunkt der Entwicklung des Algorithmus sowie des Abgreifens der gesamten Internetinhalte

---

[1] OpenAI ist zwar als non-profit Unternehmen deklariert, hat aber zahlreiche auf Gewinn ausgerichtete Tochterunternehmen. Die Firma wird heute durch Microsoft mitfinanziert.

bezieht. Jede Kommunikation, die mit dem Algorithmus initiiert wird, kann also nur auf Inhalte Bezug nehmen, die im Internet bis 2021 erschienen sind. Eine Kommunikation mit dem Algorithmus ChatGPT antwortet also immer nur auf Aspekte, die im Internet frei zugänglich sind und die bis 2021 dort abgespeichert wurden. Wenn jemand also das Internet vor diesem Zeitpunkt explorieren möchte, so kann ChatGPT sehr hilfreiche Informationen liefern. Die Kommunikation mit ChatGPT macht jedoch keinen Sinn, wenn sich jemand für Erkenntnisse und Inhalte interessiert, die nach 2021 entwickelt und im Internet abgespeichert wurden. Es ist allerdings davon auszugehen, dass ein System wie ChatGPT künftig auch tagesaktuelle Themen aus dem Internet verfügbar machen kann.

Ethische Aspekte der KI

6.1 Three laws of robotics

Algorithmen der KI gehen vom Konzept der „absoluten Wahrheit" (ground truth) aus. In unserer von Menschen geschaffenen Umwelt gibt es jedoch keine absolute Wahrheit, weil Wahrheit vom Individuum und vom spezifischen Kontext abhängt. In früheren Arbeiten wurde diese individualisierte Umwelt als „alternative Realität" bezeichnet (Gloor, 2019), da ein Individuum abhängig von seinem Hintergrund und seinen Erfahrungen beispielsweise Donald Trump und die von ihm vertretenen Werte als positiv oder negativ wahrnimmt. Ethik erhebt den Anspruch, für die grundsätzlichen Konzepte „gut" und „böse" eine absolute Wahrheit zu definieren. Als Konstrukt, um diese im Bereich der KI-Forschung zu definieren, können die „three laws of robotics" von Isaac Asimov beigezogen werden:

1. Ein Roboter darf einen Menschen nicht verletzen oder durch Untätigkeit zulassen, dass ein Mensch zu Schaden kommt.
2. Ein Roboter muss die ihm von Menschen erteilten Befehle befolgen, es sei denn, diese Befehle würden dem ersten Gesetz widersprechen.
3. Ein Roboter muss seine eigene Existenz schützen, solange dieser Schutz nicht im Widerspruch zum ersten oder zweiten Gesetz steht.

Wenn wir „Roboter" durch „KI" ersetzen, erhalten wir ein allgemeines Rahmenwerk, das eine ethische Verwendung der KI-Algorithmen absteckt. Das würde beispielsweise heißen, dass Algorithmen der KI nicht im Krieg eingesetzt werden dürfen, da „gut" oder „böse" je nach Seite, auf der die Kriegführenden stehen, gegensätzlich definiert wird. Allerdings werden an verschiedenen Orten der Welt

P. Gloor und M. Schreiber, *KI in der Psychologie – ist der Mensch eine Maschine?*, essentials, https://doi.org/10.1007/978-3-662-66866-5_6

KI-gesteuerte Drohnen gebaut, die sich ihre Ziele automatisch suchen und im Krieg dafür verwendet werden, Personen zu töten. Damit ist das erste Gesetz der Robotik bereits verletzt, da das Ziel dieser Roboter darin besteht, Menschen umzubringen.

6.2 KI ist dem Menschen nur in eng definierten Aufgaben überlegen

Algorithmen der KI wurden von Menschen geschaffen, mit dem Zweck, die menschliche Existenz zu verbessern. Mittlerweile sind wir soweit, dass ein einzelner Computer bei bestimmten Aufgaben dem Menschen überlegen ist. Ob Go oder Schach spielen, ein Trivia Game gewinnen, oder von Englisch auf Deutsch übersetzen, der Computer kann es schneller und wenn spezifische Kontexte außer Acht gelassen werden, kann er es auch besser. Jedoch spielen regionale und individuelle Kontexte praktisch immer eine zentrale Rolle. So müssen Übersetzer*innen zwar nicht mehr Texte übersetzen, aber sie werden weiterhin genügend Arbeit haben, weil die von den Übersetzungsalgorithmen generierten Texte auf die jeweiligen spezifischen Kontexte angepasst und entsprechend bearbeitet werden müssen. Der spezifische Kontext kann sich auf die Begrifflichkeit einer bestimmten Fachcommunity beziehen oder auch auf regionale Sprachunterschiede innerhalb einer Sprache.

Während Algorithmen der KI heute noch eingeschränkt sind und spezifische Kontexte nicht berücksichtigen können, arbeiten Hersteller wie Tesla bereits daran, KI-Algorithmen um „general reasoning" oder „common sense" zu erweitern. Dabei wird das Ziel verfolgt, selbstfahrende Autos in jeder Situation zu ermöglichen. Heute funktionieren autonom fahrende Autos nur in einem eingeschränkten Kontext, entweder mit einer fest verdrahteten Landkarte, oder einer vordefinierten Fahrumgebung wie der Autobahn. Tesla's Versuch, autonomes Fahren in jedem Umfeld anzubieten, geht mit teilweise spektakulären Misserfolgen einher. Insofern steckt die Forschung zur „Artificial General Intelligence" heute noch in den Kinderschuhen und es stellt sich die Frage, ob sie jemals aus diesen herauswachsen wird.

6.3   Selbsterfüllende Prophezeiungen durch Anwendung von KI können auch schaden

Im Zusammenhang mit der Anwendung von Algorithmen der KI stellen nicht die präzisen und „funktionierenden" Algorithmen das größte Problem dar. Präzise Algorithmen der KI finden wir im Bereich von physikalischen Sensoren, die verarbeitet und aufbereitet werden (z. B. Bewegungssensoren, CO_2-Sensoren, ...). Diese können den menschlichen „Intellekt" sinnvoll ergänzen. Ethisch problematisch ist jedoch die Anwendung von „ungenauen" KI-Algorithmen im Zusammenhang mit dem Erfassen von psychologischen Konstrukten. Dabei geht es meist darum, den menschlichen „Intellekt" abzubilden. Durch die lange Tradition innerhalb der variablenorientierten Psychologie, sich auf die Signifikanz von Hypothesentestungen zu beziehen und dabei die praktische Relevanz häufig nur am Rande zu thematisieren, besteht die Gefahr für psychologische Anwendungsfelder, signifikante Ergebnisse aus der KI-Forschung unhinterfragt zu übernehmen.

Bei der Anwendung von KI-Algorithmen im Zusammenhang mit psychologischen Konstrukten ist es wichtig, die Ungenauigkeit und Eingeschränktheit der Schätzungen zu berücksichtigen. KI-Algorithmen können sonst eine „manipulative" Wirkung im Sinne einer selbsterfüllenden Prophezeiungen entfalten. Ganz im Sinne des sozialen Konstruktionismus werden so durch die Algorithmen Realitäten „geschaffen". Im Gegensatz zu Menschen (z. B. Beratungsperson), die sich in der Interaktion mit anderen Menschen (z. B. Klient*innen) darauf konzentrieren, einen gemeinsamen Rahmen für die sozialen Konstruktionsprozesse zu etablieren, werden von KI-Algorithmen direkt Lösungen vorgeschlagen. Dabei besteht die Gefahr, dass diese unhinterfragt als „objektiv richtig" und „besser als die eigene Intuition" wahrgenommen und übernommen werden.

Daraus kann die Folgerung abgeleitet werden, dass bei der Herleitung und Validierung von KI-Algorithmen, die für die praktische Anwendung gedacht sind, der Fokus auf die praktische Relevanz in einem konkreten Anwendungsfeld gelegt werden sollte. Zudem sollten Rahmenbedingungen für die Anwendung definiert werden, anhand derer „gute" KI-Algorithmen von „schlechten" unterschieden werden können.

6.4   Wir hören auf zu denken

Wenn man wie Brynjolfsson und McAfee (2014) von zwei Revolutionen ausgeht, nämlich einer industriellen sowie einer digitalen, so bringt der Einsatz von

KI-Algorithmen eine weitere Herausforderung mit sich. Im Zuge der industriellen Revolution wurde die menschliche Muskelkraft durch die Dampfkraft und
verwandte Technologien ersetzt. So ist es heute selbstverständlich, dass viele ins
Fitnessstudio gehen (müssen), um ihre Muskelkraft zu trainieren und dadurch
auch ihre physische und psychische Gesundheit zu stärken. Wenn jetzt durch
die digitale Revolution zusätzlich zur Muskelkraft auch noch die menschliche
Denkkraft von Computern, Algorithmen der KI und Robotern ersetzt wird, so
dürften die Folgen einschneidend sein. Genauso wie die Muskelkraft bedarf auch
die Denkkraft des täglichen Trainings, weil die Funktionsfähigkeit ohne Training abnimmt. Wir merken das daran, dass wir uns beim Navigieren durch eine
fremde Stadt zunehmend auf die Bedienung unseres Routenplaners konzentrieren
und dabei unseren räumlichen Orientierungssinn vernachlässigen. Zwar perfek-
tionieren wir dadurch die Fähigkeit, Apps auf dem Smartphone zu bedienen,
aber gleichzeitig verkümmert unser räumlicher Orientierungssinn zunehmend und
die Abhängigkeit von der permanenten Verfügbarkeit des Smartphones sowie der
für die Navigation nötigen GPS-Technologie nimmt zu. Diese Entwicklung ist
zu hinterfragen, insbesondere, weil sie nicht durch allgemein akzeptierte Rahmenbedingungen oder ethische Richtlinien für den Einsatz von KI-Algorithmen
getrieben wird, sondern durch den wirtschaftlichen Profit.

Abschließende Gedanken 7

7.1 KI als „Wikipedia on Steroids" (Peter Gloor)

Im Herbst 2022 hat die Firma OpenAI das KI-Programm ChatGPT veröffentlicht. ChatGPT ist beispielsweise in der Lage, die Frage „wie funktionieren schwarze Löcher" in einfach verständlichen Sätzen, die auch auf das Vorwissen des Fragenden zugeschnitten werden können, zu beantworten. Damit ist der Laie versucht, ChatGPT echte Intelligenz zuzuschreiben. In Wirklichkeit handelt es sich hier um Replikations-Intelligenz, ChatGPT kann nur Fragen beantworten, mit deren Inhalten es vorgängig gefüttert wurde. Wirkliche Kreativität fehlt. Auf die Frage beispielsweise, welche Antriebssysteme Menschen auf dem Mars befördern können, zählt ChatGPT lediglich die bereits in Science Fiction Romanen beschriebenen Technologien auf. Damit ist ChatGPT eine verbesserte Wikipedia, und damit genauso anfällig für falsche Trainingsdaten und Manipulationen wie Wikipedia.

Ein Kritikpunkt von ChatGPT ist die Einschränkung, dass nicht begründet werden kann, weshalb ChatGPT eine bestimmte Aussage gemacht hat. Allerdings gibt es in GPT-JT, einem Open Source Mitbewerber der Basistechnologie von ChatGPT, GPT-3, die Möglichkeit, die Kausalitätskette, die zu einer bestimmten Aussage führt, zu verfolgen. Damit ist eine solche KI potentiel besser als die konventionelle Psychologie-Forschung, wo viele Resultate nicht replizierbar sind[1], allerdings ist bis jetzt das Verfolgen dieser Kausalitätsketten nur für den KI-Experten möglich.

Fuer mich ist es lediglich eine Frage der Verfügbarkeit von größeren Datensammlungen und einer Verbesserung der KI-Algorithmen, bis der Computer dem Menschen in der Erkennung der Persönlichkeit aus „ehrlichen Signalen" wie

---

[1] https://en.wikipedia.org/wiki/replication_crisis (Stand 31.12.2022).

P. Gloor und M. Schreiber, *KI in der Psychologie – ist der Mensch eine Maschine?*, essentials, https://doi.org/10.1007/978-3-662-66866-5_7

Wortgebrauch, Sprechweise, aber auch, wie im oberen Beispiel beschrieben, Gesichtsausdruck und Körperhaltung, bei weitem überlegen sein wird.

Was wir bis jetzt nicht berücksichtigt haben, ist, dass das Killer-Drohnenprogramm von der kollektiven Intelligenz der besten Programmierer*innen gebaut wird. Damit sind wir abhängig vom Ethikverständnis der besten KI-Algorithmen Entwickler. Andererseits beweisen wir die Überlegenheit der menschlichen **kollektiven** Intelligenz, die auch einer Singularität gewachsen ist, solange wir diese nicht durch unethisches Verhalten zum Killer-Robot Monster machen.

7.2 KI-Algorithmen werden genauso wie die Religionen daran scheitern, die Welt „erklären" und „managen" zu können (Marc Schreiber)

Nachdem die Religionen vielerorts an gesellschaftlichem Einfluss eingebüßt haben, ist es jetzt der wissenschaftliche Fortschritt, auf den große Hoffnung gesetzt wird, die Welt und damit auch den Menschen „erklären" und dadurch auch „managen" zu können.

Leider hat es die psychologische Forschung bisher nicht geschafft, das Spannungsfeld zwischen der Variablen- und Personenorientierung auszubalancieren. Dies, obwohl die beiden Orientierungen eigentlich zusammen gehören: Substanzielle Erkenntnisse über den Menschen müssen sowohl auf die Einzigartigkeit einer Person als auch auf allgemeingültige Gesetzmäßigkeiten bezogen sein.

Ich sehe die zunehmende Aufmerksamkeit der KI-Algorithmen innerhalb der Psychologie als aktuelle Spitze der Übertreibung einer variablenorientierten Psychologie, die vom Bildes des Menschen als Maschine ausgeht und ihn dadurch auf seine naturwissenschaftliche Basis reduziert. Die Neuro- und Computerwissenschaften haben zu dieser Entwicklung beigetragen. Sie geht einher mit einer unheilvollen Quantifizierung, bei der die messbaren Variablen als einzig „reale" Welt in den Fokus gerückt werden.

Obwohl ich den Gedanken, dass KI-Algorithmen irgendwann den menschlichen „Intellekt" abbilden können, sehr verlockend finde, glaube ich nicht daran. Dennoch lohnt es sich aus meiner Sicht, das Potenzial der KI-Algorithmen weiter auszuloten. Aber wir sollten uns darauf konzentrieren, den menschlichen „Intellekt" dort zu ergänzen, wo dieser nicht optimal auf seine physikalische Umwelt angepasst ist, wie beispielsweise bei der radioaktiven Strahlung oder beim Bremsweg von Fahrzeugen.

Was Sie aus diesem *essential* mitnehmen können?

- Das Thema KI und Psychologie wird durch das Menschenbild beeinflusst. Innerhalb der Psychologie können die Menschenbilder Mensch als Maschine, Mensch als Organismus und Mensch als Person unterschieden werden.
- In der Psychologie (z. B. Psychoanalyse, Behaviorismus, Neuropsychologie) wird der Mensch bis heute über weite Strecken als Maschine sowie als informationsverarbeitendes Wesen betrachtet.
- Eine Betrachtung des Menschen als Person mündet in eine Subjektpsychologie, welche die unmittelbare Lebenswelt berücksichtigt und nicht mehr von einer objektiven Welt, sondern von sozialen Narrativen ausgeht.
- Algorithmen der KI, die den menschlichen „Intellekt" abzubilden versuchen, sollten sowohl analytisch-sequenzieller als auch intuitiv-paralleler Natur sein. Zudem sollten sie auch soziale Narrative abbilden können. Davon sind wir noch weit entfernt und es stellt sich die Frage, ob das jemals der Fall sein wird.
- Algorithmen der KI, die den menschlichen „Intellekt" zu ergänzen versuchen, haben ein grosses Potenzial. Sie können den Menschen überall dort unterstützen, wo dieser nicht optimal auf seine physikalische Umwelt angepasst ist, beispielsweise bei der radioaktiven Strahlung oder beim Bremsweg von Fahrzeugen.

© Der/die Herausgeber bzw. der/die Autor(en), exklusiv lizenziert an Springer-Verlag GmbH, DE, ein Teil von Springer Nature 2022
P. Gloor und M. Schreiber, *KI in der Psychologie – ist der Mensch eine Maschine?*, essentials, https://doi.org/10.1007/978-3-662-66866-5

Literatur

Altuntas, E., Gloor, P. A., & Budner, P. (2022). Measuring ethical values with AI for better teamwork. *Future Internet,14*(5), 133.

Barrett, L. F. (2017). *How emotions are made: The secret life of the brain.* Pan Macmillan.

Baumert, A., Schmitt, M., Perugini, M., Johnson, W., Blum, G., Borkenau, P., Costantini, G., Denissen, J. J. A., Fleeson, W., Grafton, B., Jayawickreme, E., Kurzius, E., MacLeod, C., Miller, L. C., Read, S. J., Roberts, B., Robinson, M. D., Wood, D., & Wrzus, C. (2017). Integrating personality structure, personality process, and personality development. *European Journal of Personality,31*(5), 503–528. https://doi.org/10.1002/per.2115.

Biondi, G., Franzoni, V., & Poggioni, V. (2017). A deep learning semantic approach to emotion recognition using the IBM watson bluemix alchemy language. *Lecture Notes in Computer Science (Including Subseries Lecture Notes in Artificial Intelligence and Lecture Notes in Bioinformatics), 10406 LNCS*(July), 719–729. https://doi.org/10.1007/978-3-319-62398-6_51.

Bischof, N. (1993). Untersuchungen zur Systemanalyse der sozialen Motivation I: Die Regulation der sozialen Distanz – Von der Feldtheorie zur Systemtheorie. *Zeitschrift Für Psychologie,201,* 5–43.

Bischof, N. (2014). *Psychologie. Ein Grundkurs für Anspruchsvolle.* Kohlhammer.

Blais, A.-R., & Weber, E. U. (2006). A Domain-Specific Risk-Taking (DOSPERT) scale for adult populations. *Judgment and Decision Making,1,* 33–47. https://doi.org/10.1037/t13 084-000.

Bruner, J. (1990). *Acts of meaning.* Harvard University Press.

Bruner, J. (1997a). A narrative model of self-construction. *Annals New York Academy of Sciences,818,* 145–161.

Bruner, J. (1997b). *Sinn, Kultur und Ich-Identität.* Carl-Auer-Systeme.

Brynjolfsson, E., & McAfee, A. (2014). *The second machine age. Work, progress, and prosperity in a time of brilliant technologies.* W. W. Norton & Company.

Cervone, D., & Little, B. R. (2019). Personality architecture and dynamics: The new agenda and what's new about it. *Personality and Individual Differences,136,* 12–23. https://doi.org/10.1016/j.paid.2017.07.001.

Costa, P. T., & McCrae, R. R. (2008). The revised NEO personality inventory (NEO-PI-R). In G. J. Boyle, G. Matthews, & D. H. Saklofske (Eds.), *The SAGE handbook of personality theory and assessment: Volume 2—Personality measurement and testing* (S. 179–198). SAGE Publications Inc.. https://doi.org/10.4135/9781849200479.n9.

P. Gloor und M. Schreiber, *KI in der Psychologie – ist der Mensch eine Maschine?*, essentials, https://doi.org/10.1007/978-3-662-66866-5

Devlin, J., Chang, M. W., Lee, K., & Toutanova, K. (2018). Bert: Pre-training of deep bidirectional transformers for language understanding. *arXiv preprint*arXiv:1810.04805.

DeYoung, C. G. (2015). Cybernetic big five theory. *Journal of Research in Personality,56,* 33–58. https://doi.org/10.1016/j.jrp.2014.07.004.

DeYoung, C. G., & Blain, S. D. (2020). Personality neuroscience. In P. J. Corr, & G. Matthews (Eds.), *The Cambridge handbook of personality psychology* (S. 273–292). Cambridge University Press. https://doi.org/10.1017/9781108264822.026.

Frey, C. B., & Osborne, M. A. (2017). The future of employment: How susceptible are jobs to computerisation? *Technological Forecasting and Social Change,114,* 254–280. https://doi.org/10.1016/j.techfore.2016.08.019.

Gergen, K. J. (2001). Psychological science in a postmodern context. *American Psychologist,56*(10), 803–813. https://doi.org/10.1037/0003-066X.56.10.803.

Gerrig, R. J., & Zimbardo, P. G. (2018). *Psychologie.* Pearson Education Deutschland GmbH. http://ebookcentral.proquest.com/lib/zhaw/detail.action?docID=5583733.

Giering, O. (2022). Künstliche Intelligenz und Arbeit: Betrachtungen zwischen Prognose und betrieblicher Realität. *Zeitschrift für Arbeitswissenschaft,76,* 50–64. https://doi.org/10.1007/s41449-021-00289-0.

Gigerenzer, G. (2015). *Bauchentscheidungen: Die Intelligenz des Unbewussten und die Macht der Intuition.* C. Bertelsmann Verlag.

Gloor, P. A. (2022). *Happimetrics: Leveraging AI to untangle the surprising link between ethics, happiness and business success.* Elgar.

Gloor, P., Colladon, A. F., Giacomelli, G., Saran, T., & Grippa, F. (2017). The impact of virtual mirroring on customer satisfaction. *Journal of Business Research,75,* 67–76.

Gloor, P., Fronzetti Colladon, A., & Grippa, F. (2022). Measuring ethical behavior with AI and natural language processing to assess business success. *Scientific Reports,12*(1), 1–13.

Gloor, P. A., Fronzetti Colladon, A., Oliveira, J. M. D., Rovelli, P., Galbier, M., & Vogel, M. (2019). Identifying tribes on twitter through shared context. In *Collaborative innovation networks* (S. 91–111). Springer.

Gloor, P. A., Fronzetti Colladon, A., Altuntas, E., Cetinkaya, C., Kaiser, M. F., Ripperger, L., & Schaefer, T. (2021). Your face mirrors your deepest beliefs—Predicting personality and morals through facial emotion recognition. *Future Internet,14*(1), 5.

Gottfredson, L. S. (1997). Mainstream science on Intelligence: An editorial with 52 signatories, history, and bibliography. *Intelligence,24*(1), 13–23.

Gottschling, M., Hecker, J., Kuian, K., Lauten, J., & Mensing, A. (2022). Investigating vocational interests and motives in career counseling data. COIN Seminar paper, University of Cologne. https://www.dropbox.com/s/rehaek4e4kmc5jl/team_7_final_paper.pdf?dl=0.

Graham, J., Haidt, J., Koleva, S., Motyl, M., Iyer, R., Wojcik, S. P., & Ditto, P. H. (2013). Moral foundations theory. *Advances in Experimental Social Psychology,47,* 55–130. https://doi.org/10.1016/B978-0-12-407236-7.00002-4.

Gregg, J. (2022). *If Nietzsche Were a Narwhal: What animal intelligence reveals about human stupidity.* Hachette UK.

Herzog, W. (2022). Menschenbilder in der Psychologie. In M. Zichy (Hrsg.), *Handbuch Menschenbilder.* Springer VS. https://doi.org/10.1007/978-3-658-32138-3_20-1.

Kahneman, D. (2011). *Thinking, fast and slow.* Farrar, Straus and Giroux.

Kosinsky, M., & Stillwell, D. J. (2011). *myPersonality Project*. https://sites.google.com/mic halkosinski.com/mypersonality/home.

Kuhl, J. (2001). *Motivation und Persönlichkeit*. Hogrefe.

Kuhl, J. (2010). *Lehrbuch der Persönlichkeitspsychologie*. Hogrefe.

Kuhl, J. (2018). Individuelle Unterschiede in der Selbststeuerung. In J. Heckhausen & H. Heckhausen (Hrsg.), *Motivation und Handeln* (S. 389–422). Springer. https://doi.org/10.1007/978-3-662-53927-9_13.

Kuhl, J., Quirin, M., & Koole, S. L. (2015). Being someone: The integrated self as a neuropsychological system. *Social and Personality Psychology Compass,9*(3), 115–132. https://onlinelibrary.wiley.com/doi/abs/10.1111/spc3.12162.

Kurzweil, R. (2005). *The singularity is near: When humans transcend biology*. Penguin.

Loh, J., & Möck, L. A. (2022). Optimierte Körperbilder – Die Bedeutung von Human Enhancement im Transhumanismus und im technologischen Posthumanismus. In M. Zichy (Hrsg.), *Handbuch Menschenbilder* (S. 1–29). Springer Fachmedien Wiesbaden. https://doi.org/10.1007/978-3-658-32138-3_43-1.

Maltby, J., Day, L., & Macaskill, A. (2011). *Differentielle Psychologie, Persönlichkeit und Intelligenz* (2., aktual Aufl.). Pearson Studium.

McAdams, D. P. (2013). The psychological self as actor, agent, and author. *Perspectives on Psychological Science,8*(3), 272–295. https://doi.org/10.1177/1745691612464657.

McAdams, D. P., & Pals, J. L. (2006). A new big five: Fundamental principles for an integrative science of personality. *The American Psychologist,61*(3), 204–217. https://doi.org/10.1037/0003-066X.61.3.204.

McGilchrist, I. (2009). *The master and his emissary: The divided brain and the making of the western world*. Yale University Press.

McGilchrist, I. (2021). *The matter with things: Our brains, our delusions, and the unmaking of the world*. Perspectiva.

Mõttus, R., Wood, D., Condon, D. M., Back, M. D., Baumert, A., Costantini, G., Epskamp, S., Greiff, S., Johnson, W., Lukaszewski, A., Murray, A., Revelle, W., Wright, A. G. C., Yar-koni, T., Ziegler, M., & Zimmermann, J. (2020). Descriptive, predictive and explanatory personality research: Different goals, different approaches, but a shared need to move beyond the big few traits. *European Journal of Personality,34*(6), 1175–1201. https://doi.org/10.1002/per.2311.

Mussel, P., & Paelecke, M. (2018). BFAS-G – Big five aspect scales – German. *Leibniz-Zentrum für Psychologische Information und Dokumentation (ZPID)*. ZPID. https://doi.org/10.23668/psycharchives.2341.

Nerdinger, F. W., Blickle, G., & Schaper, N. (2019). *Arbeits- und Organisationspsychologie* (4. Aufl.). Springer.

Neyer, F. J., & Asendorpf, J. B. (2018). *Psychologie der Persönlichkeit*. Springer.

Park, G., Schwartz, H. A., Eichstaedt, J. C., Kern, M. L., Kosinski, M., Stillwell, D. J., Ungar, L. H., & Seligman, M. E. P. (2015). Automatic personality assessment through social media language. *Journal of Personality and Social Psychology,108*(6), 934–952. https://doi.org/10.1037/pspp0000020.supp.

Precht, R. D. (2022). *Freiheit für alle. Das Ende der Arbeit wie wir sie kannten*. Goldmann.

Quirin, M., Kazén, M., & Kuhl, J. (2009). When nonsense sounds happy or helpless: The Implicit Positive and Negative Affect Test (IPANAT). *Journal of Personality and Social Psychology,97*(3), 500–516. https://doi.org/10.1037/a0016063.

Quirin, M., Düsing, R., & Kuhl, J. (2013a). Implicit affiliation motive predicts correct intuitive judgment. *Journal of Individual Differences,34*(1989), 24–31. https://doi.org/10. 1027/1614-0001/a000086.

Quirin, M., Meyer, F., Heise, N., Kuhl, J., Küstermann, E., Strüber, D., & Cacioppo, J. T. (2013b). Neural correlates of social motivation: An fMRI study on power versus affiliation. *International Journal of Psychophysiology,88*(3), 289–295. https://doi.org/10.1016/j.ijpsycho.2012.07.003.

Quirin, M., Wróbel, M., Pala, A. N., Stieger, S., Brosschot, J., Kazén, M., Hicks, J. A., Mitina, O., Shanchuan, D., Lasauskaite, R., Silvestrini, N., Steca, P., Padun, M. A., & Kuhl, J. (2018). A cross-cultural validation of the Implicit Positive and Negative Affect Test (IPANAT): Results from ten countries across three continents. *European Journal of Psychological Assessment,34*(1), 52–63. https://doi.org/10.1027/1015-5759/a000315.

Quirin, M., Robinson, M. D., Rauthmann, J. F., Kuhl, J., Read, S. J., Tops, M., & DeYoung, C. G. (2020). The Dynamics of Personality Approach (DPA): 20 tenets for uncovering the causal mechanisms of personality. *European Journal of Personality,34*(6), 947–968. https://doi.org/10.1002/per.2295.

Rauthmann, J. F. (2017). *Persönlichkeitspsychologie. Paradigmen – Strömungen – Theorien.* Springer.

Renner, K. H., Klee, S., & von Oertzen, T. (2020). Bringing back the person into behavioural personality science using big data. *European Journal of Personality,34*(5), 670–686. https://doi.org/10.1002/per.2303.

Roessler, J., & Gloor, P. A. (2021). Measuring happiness increases happiness. *Journal of Computational Social Science,4*(1), 123–146.

Savickas, M. L. (2015). Career counseling paradigms: Guiding, developing, and designing. In P. J. Hartung, M. L. Savickas, & W. B. Walsh (Hrsg.), *APA handbook of career intervention: Vol. 1. Foundations* (Bd. 1, S. 129–143). American Psychological Association. https://doi.org/10.1037/14438-000.

Savickas, M. L. (2019). *Career construction theory. Life portraits of attachment, adaptability, and identity.* Mark L. Savickas.

Savickas, M. L. (2020). Career construction theory and counseling model. In S. D. Brown & R. W. Lent (Hrsg.), *Career development and counseling: Putting theory and research to work.* (3. Aufl., S. 165–200). Wiley.

Schmitt, M., & Altstötter-Gleich, C. (2010). *Differentielle Psychologie und Persönlichkeitspsychologie kompakt.* Beltz.

Schönbrodt, F. D., Unkelbach, S. R., & Spinath, F. M. (2009). Broad motives in short scales: A questionnaire for the zurich model of social motivation. *European Journal of Psychological Assessment,25*(3), 141–149. https://doi.org/10.1027/1015-5759.25.3.141.

Schreiber, M. (2020a). Narration und Psychometrie in der beruflichen Laufbahnentwicklung. Gegenüberstellung und Integrationsversuch anhand der Whole Trait Theory. In K. Driesel-Lange, U. Weyland, & B. Ziegler (Hrsg.), *Berufsorientierung in Bewegung. Themen, Erkenntnisse und Perspektiven.* (S. 107–121). Steiner.

Schreiber, M. (2020b). *Wegweiser im Lebenslauf.* Kohlhammer.

Schreiber, M. (Hrsg.). (2022). *Narrative Ansätze in Beratung und Coaching. Das Modell der Persönlichkeits- und Identitätskonstruktion (MPI) in der Praxis.* Springer Fachmedien Wiesbaden GmbH.

Schreiber, M., & Gloor, P. A. (2020). Psychologie und künstliche Intelligenz (KI) – Parallelen, Chancen, Herausforderungen und ein Blick in die nahe Zukunft. In C. Negri & D. Eberhardt (Hrsg.), *Angewandte Psychologie in der Arbeitswelt* (S. 161–180). Springer.

Schwartz, S. H., & Bilsky, W. (1987). Toward a universal psychological structure of human values. *Journal of Personality and Social Psychology,53,* 550–562.

Stern, E., & Neubauer, A. (2016). Intelligenz: Kein Mythos, sondern Realität. *Psychologische Rundschau,67*(1), 1–13. https://doi.org/10.1026/0033-3042/a000290.

Stern, W. L. (1900). Die psychologische Arbeit des neunzehnten Jahrhunderts, insbesondere in Deutschland (zweiter Vortrag). *Zeitschrift für Pädagogische Psychologie und Pathologie,6,* 413–436.

Stern, W. L. (1911). *Die Differentielle Psychologie in ihren methodischen Grundlagen.* Verlag von Johann Ambrosius Barth.

Westmeyer, H. (2006). Wissenschaftstheoretische und erkenntnistheoretische Grundlagen. In F. Petermann & M. Eid (Hrsg.), *Handbuch der psychologischen Diagnostik* (S. 35–45). Hogrefe.

Young, R. A., & Collin, A. (2004). Introduction: Constructivism and social constructionism in the career field. *Journal of Vocational Behavior,64*(3), 373–388. https://doi.org/10.1016/j.jvb.2003.12.005.

Zak, P. J., Stanton, A. A., & Ahmadi, S. (2007). Oxytocin increases generosity in humans. *PLoS ONE,2*(11), e1128.

ZHAW/IAP. (2022). *Plattform Laufbahndiagnostik.* https://laufbahndiagnostik.ch.

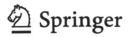

Psychotherapie: Praxis

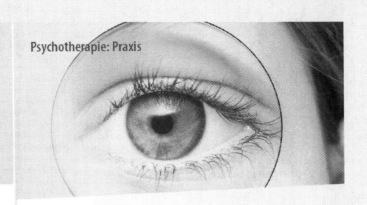

Susanna Hartmann-Strauss

Videotherapie und Video- supervision

Praxishandbuch für Psychotherapie und Beratung online

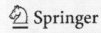

Printed in the United States
by Baker & Taylor Publisher Services